譚先生の古典鍼灸入門

譚 源生 著

浦山きか　訳
鈴木達也

静風社

縁術入道
written by Tan Yuansheng
Copyright © 2014 Tan Yuansheng
This Japanese translated edition is published by arrangement with
People's Medical Publishing House Co., Ltd. (PMPH)
through THE SAKAI AGENCY, Tokyo, Japan

『譚先生の古典鍼灸入門』の出版を祝して

2004年のゴールドコースト（オーストラリア）での世界鍼灸学会連合会（WFAS）学術大会のときだったと思う。会場で会った中国中医科学院の黄龍祥氏が、私を呼び止めると、一人の学者を紹介した。まだ若く、しかし、聡明なまなざしに、柔和な笑顔をまとったその学者は、はにかむように私に軽く会釈した。黄氏は「中国の鍼灸の将来を担う若手です」と嬉しそうに紹介した。それが、譚源生氏だった。

その後、譚氏は、前の年の2003年から始まっていたWHO/WPROの経穴部位国際標準化の中国代表の一員として、日中韓の会議に参加するようになった。また、WFASの事務局長も務め、WFASの事務機能の改善に尽力した。

2005年9月に、関西医療大学（大阪）が主管して、日本で開催した経穴部位国際標準化の会議に、王雪苔氏（故人）と黄氏、それに譚氏（オブザーバー）の3氏が揃って中国側の代表として参加したときのことだ。黄氏は、中国の鍼灸界の3世代に亘る代表がともに今回の会議に参加したと、本当に嬉しそうに、私に話した。黄氏の後は、譚氏が中国古典鍼灸の研究を引き継ぎ、リードしていくのだろうと、私はそのとき、そう思った。そう思わせるほど、黄氏は愛弟子が一緒に会議に参加したことを喜んでいた。

2009年2月に、筑波技術大学で、「The International Meeting for Acupuncture Development in Tsukuba」を開催した。そのときには、黄氏には、「Doll chart and pictures of Acupuncture Point Locations」、譚氏には、「Problems of Acupuncture field」のテーマで講演していただいた。譚氏は、「鍼灸は中医（中医薬）とも違う、西洋医学とも異なる、独特のものです。中医の診断と、鍼灸の診断は異なるものです。また、西洋医学の診断とも異なります。」と、自分の理論的立場を表現した。黄氏は、譚氏の話が終わった直後、そんなことを考えていたのかと、初めて知ったというように、驚いていた。譚氏は直ぐに、「黄先生は私の考えのすべてをご存じのことと思いますが」と、返していたが。

2010年には、北京の譚氏の治療院に案内されて、話をした。そのとき、譚氏の申し出に従って鍼治療をして貰った。その手つきは鮮やかで、鍼の刺激はソフトだった。中国式一般の太い鍼を深く刺入して、強い刺激を与えるのとは

異なる流儀だと感じた。譚氏は、代々、湖南省の中医の家系で、その10代目に当たることをそのとき話してくれたが、その鍼灸の技が、譚家に長く伝承されてきたものか、彼が独自に開発したものかは、残念ながらそのときは訊けなかった。

またあるとき、鍼灸の新しい生理学理論の英語論文を送ってくれて、この論文を読んだかと聞かれた。私は、それを読んでおらず、彼の勉強熱心さに驚いた。黄氏の下で、古典鍼灸学を学んでいるだけの学者であると思っていたが、臨床面でも豊かな技術を持っており、新しい鍼灸理論にも興味を持つ、まさに、これからの中国鍼灸界を背負う人材であろうと、期待した。

しかし、その後、WFASの学術大会で彼の姿を見なくなった。事務局の仕事からも遠ざかっているようだなと思った。シドニーのWFAS大会の際に事務局関係者に彼の様子を尋ねたが、曖昧な返事しか訊けなかった。

その後は、お子さんが生まれたとき、写真を送って貰ったり、賀状がメールで届いたりするくらいのつきあいとなり、直接会う機会もなく、年月が過ぎていった。

ところが、2013年の初夏に、灸の研究の関係で天津中医薬大学を訪問し、北京にも寄って、中国中医科学院を訪ねた折りだった。その訪問の要件が一段落して、科学院の裏の、鍼灸関係の書籍や治療用具販売店が軒を並べる通りへ出ようと裏門に向かって歩いていたとき、裏門の前で、偶然、こちらに歩いてきた譚氏に遭遇した。それは、まさに「遭遇」という言葉がぴったりで、何の約束もしていなかった我々が、別々の方角からその門に歩を進めて、門の前に引き寄せられるようにして、会った。譚氏は、もはや若い学者の風貌ではなかった。そのときの立ち話で、初めて、譚氏はWFASの仕事を辞し、自分の医院で治療をしていることを知った。

WFASの仕事を辞めたことを良しとしているか否かは伺い知ることはできなかった。また、学者としての道を歩む場に身を置いていないことをどのように考えているのかも訊かなかった。しかし、本書を読むと、譚氏が、自分の考えを探求し、それを拠り所として、臨床実践する立場を今は選んでいるのだろう

と、納得している。

家系 10 代とは、おおよそ 300 年続くことを意味する。

本書は、その中医の家系の末裔が、古典を踏まえた中医鍼灸の真髄を掴み、再構築し直そうとする試みをしたためたものである。「第二章　用い易く忘れ難し」の「法則がカギ」の項に、「鍼灸を学ぶ際に大事なのは、鍼灸の基本となる原理、則ち鍼灸の道理を明らかにすること」であり、そうすれば「大道至簡」を実践できると述べているが、正にその実践のための書である。

譚氏のその実践には、江戸期の菅沼周桂の心意気に通じるものがある。その理論構築には、1940 年代に、日本で古典を踏まえた経絡治療を誕生させた先人の熱き思いとその手法に近いものを感じる。

今後は、臨床家であり市井の学者であるという立場で、現代鍼灸の新たな方向性を示すことになるであろう。そして、中国のみならず、世界に影響を与える鍼灸をも示してくれるのではないかと考える。それは、現代中医鍼灸に一石を投じるものであろう。

譚氏の今後の精進を期待する。

さて、今度は、どこで譚氏と「遭遇」するチャンスが用意されているのだろうか。そのときが楽しみである。

2016 年 3 月末、パリのホテルの一室にて

筑波技術大学名誉教授

WFAS 副会長

形井秀一

『譚先生の古典鍼灸入門』の出版に寄せて

　初めて私が譚先生の文章を拝読したのは、『鍼灸ジャーナル』（緑書房刊）に掲載されていた「譚先生の古典鍼灸入門」という論文であった。私はその無駄のない理に適った教授法に感動し、愛読者の一人となった。

　経絡を詳細に観察する内容であったこと、普段の臨床においても是動点を探る治療を行っておられることに大変驚き、さらに必ずしも穴性に頼らない治療方法であることに大いに共感しつつ拝読していたことを記憶している。

　本書は、その論文を基に大規模に加筆されて、書籍として刊行されたものである。やはり、経絡の扱い方、是動の具体化がポイントとなっており、一つの働きかけがさまざまな影響を及ぼすことを重視し、触擦によって経絡の反応を探る臨床的な姿勢を示している。経絡を具体化し切経の手応えを重視することは、本邦における視覚障害者が担ってきた鍼灸あん摩に通ずる部分であり、経絡治療が十二経の虚実補瀉を重視することからも、我々日本の鍼灸師が最も大切にしなければならない姿勢であることはいうまでもない。

　その一方で、全身のあらゆる反応を触知することを重視すれば手順が多く複雑になることは明らかであるし、一日に多くの治療を行おうとすれば合理的な診察法が必要となる。そこで結果的に、特定の経穴を重視する治療となってしまいがちなのが現状であると思われる。

　だが、この現状における問題を、氏は豊富な臨床体験と最新の基礎研究に対する知見を基に解決している。独自の診断方法である「16点法」を提唱し、特定点の圧痛を点数評価することで病者の主観を客観化した。診察の質を高め治療効果の判定を容易にしただけでなく、経絡の診断によって詳細を知ることと、合理的に診ることとを両立させたのである。

　また、この「16点法」によって理に適った教育を行い得ることも大変有意義である。教科書で学んだ通りに治療を行っても、その通りの効果が出ずに困っている方が多いことが本論の根本にあるとのことであったが、これは万国共通の悩みであると思う。実際の臨床において結果を出さなければ、高度な理論も画に描いた餅に終わってしまうからだ。

　本書は、結果を出すための工夫を実にシンプルに紹介している。まず治すこ

とを重視していることは、初学者に親しみやすいだけでなく、臨床でのヒント
を渇望している方々にも朗報となろう。

　さらに、本書の言説の端々には、氏の慈愛に満ちた哲学が現れており、それ
は患者のみならず、読者にも向けられているのを感じることができる。臨床に
おいて理論と実践をつなぐための根本的な解決策として、またあるべき臨床の
姿勢を示すものとして、必読の書であると考える。

経絡治療学会 学術部員
いわなみ鍼灸院 院長
東京医療福祉専門学校 鍼灸マッサージ教員養成科 専任教員
橋本　厳

推薦の言葉

　日本で勉強する中医学というものは、どうしても味気なくなりがちです。

　それは、鍼灸を学ぶ上で最も大切な土台である易や陰陽思想を理解しないまま、中医学に特有のいわゆる四文字熟語などの理解や暗記のために多くの時間が費やされ、臨床の面白さを実感する前に力尽きてしまいかねないからなのではないでしょうか？

　どんな学問や術も、初めにまず「面白い！　楽しい！」といった大きく心を動かす感情が湧かなければ本当の意味での習得はできないと思うのですが、この本はそういった学びの原動力となる感情に火をつけてくれます。読み進むうちに自然と「これならば私にも勉強できそう、勉強してみたい！」という気持にさせられるのです。

　読んでいると中国のことわざを引用した美しい表現の文章のあいだから、著者の鍼灸に対する愛がひしひしと伝わってきます。たとえてみると、まるで「鍼灸」という美しく聡明な恋人を皆に紹介し、自慢したくてたまらないような感じです。…ただ、この恋人はどうやら、難しい、近寄りがたい、などと世間一般の人からは誤解されているらしい。それはあまりにも残念なことだ…。

　著者は、その誤解を払拭すべく、深い知識を基に、難解な事柄をわかりやすい言葉に置き換えて、皆にアピールするのです。鍼灸を勉強する上で最も重要な学問であるにもかかわらず難解なものとして敬遠されがちな易や陰陽思想も、誰にでも理解しやすい言葉で一番大切な基本の思想を説明してくれます。さらにそれだけにとどまらず、一気に深い臨床レベルまで無理なく読者を誘導してくれるのです。

　臨床に関する記述もシンプルで独創的で、思い切りのよい言葉でつづられています

　・鍼灸を学ぶのにツボを覚える必要が本当にあるのか？
　・鍼灸を学ぶ際に大事なのは、基本となる原理を明らかにすることであって、一穴一術に固執することではない！

　など、ある程度臨床経験を積んだ者ならばここで大きく頷くとしても、声を大にして主張するには勇気がいると思われる内容でも、すぱっと言い切ってく

れます。

　私自身も、時空を超えて患者を丸ごと包み込むような愛情をベースにした診断・治療は日本に特有のものと思っていたのですが、それが中医学の根底にも息づいていたのだということを著者に教えられました。伝統医学の根底に流れている愛は、国を超えて共通のものだったのだと思うと、さらに深い感慨に包まれました。

　これから中医学を勉強するすべての方に、まず初めにこの本を読んでいただきたいと強く願います。また、意気揚々と鍼灸学校に入ったものの迷路に迷い込み勉強が辛くなっている初学者から、長年の臨床経験を積んだ臨床家の方々まで、鍼灸を学ぶあらゆる方々に広くこの一冊を推薦します。

千葉大学医学部 非常勤講師
和光鍼灸治療院・漢方薬局代表
平地治美

序一

　譚源生先生、我々はみな親しみを込めて「小譚(シャオタン)＝譚くん」と呼んでいるが、彼は知恵のある、前途有望な青年である。謙虚で勉強家、とくに老人から学ぶことをいとわぬため、中国科学院の先輩である王雪苔・李維衡・沈志祥・劉保延・黄龍祥の各博士らはみな、とても彼を可愛がっている。

　2006 年、彼は世界鍼灸学会連合会(簡称 WFAS)で仕事をするようになってからは、ひたむきにまじめに苦労や問題を一手にひきうけて学術部を担ってくれた。同時に当時の WHO 鍼灸国際標準化の仕事の柱となり、WFAS の発展に活力と創造力とを提供したのである。

　このとき、WFAS もまた、彼にステップアップの土台を提供し、各種各様の鍼灸の方式に親しむ機会を与え、彼に古典鍼灸の基礎原理を練り上げる好機を与えたこともあるだろう。

　本書は、古典を高所から俯瞰し、鍼灸理論上最も大事なことをおさえてあり、彼自身の経験と先人の成果とを凝縮したものである。本書が困難を乗り越えて成し遂げたことは、鍼灸における「道」と「術」をともに尊重しつつ、理論と実戦とを密に関連づけたことである。鍼灸が伝承と革新のはざまにあるこの特殊な時期にあって、本書は鍼灸学に対し、大いなる貢献をするに違いない。

　本書によって、鍼灸という事業は発展のための後継者を得、さらに将来への一筋の光明を見いだしたといえよう。以上簡単ながら序に代える。

世界鍼灸学会連合会主席　鄧良月

2013 年 6 月 9 日

訳者注：文中に出てくる人名は、すべて中国中医科学院の著名な研究者であり、本書の
　　　　発刊当時はリタイアされている場合がある。

推薦の言葉

　「道」と「術」、さらに「古典鍼灸」、これらはまさに近年、私が頭を悩ませて思索し、答えを求め続けてきた問題であった。

　本書を見たとき、内心どんなに驚き、励まされたかはいうに及ぶまい。この世界に、同種の問題に思考をめぐらしていた人間が、少なくとも自分のほかにもう一人いるということを知ることができたからだ。そこでこの場を借りて、私の長年の困惑や思いとその探索の道筋を記しておきたい。さらに同じ方面への関心を持つ同好の士をつのり、多くの方の関心を引いておこうと考える。

1．中国古代の「道の重視・術の軽視」という態度は、現代の「術の重視・道の軽視」と正反対の位置にあるが、これは我々が日常使いなれている言葉から看取される。「医道」は「医術」へ（現代では医者をほめて「医術高明＝技術が卓越している」という）、「鍼道」は「鍼法」へ（鍼灸師をほめるときには「鍼法精湛＝鍼法が細かくて奥深い」「穴法神妙＝取穴が神業のようだ」という）変化し、さらには「書道」が「書法」に、「茶道」が「茶芸」に、「剣道」が「剣術」に変化しているように、例はたくさんある。

　　こうした背景のもと、多くの鍼灸師たちが「鍼道」とは何かを知らないという状態になっており、古い「道」は消えつつあるが、新しい「道」はまだ確立されておらず、鍼灸学は踏み行うべき「道」を失っている時期にあるといってよい。治療に当たっては自説を是とし、能力をひけらかしているのみで、何の病気にいつ、どういう方法、どういう技術を用いるのかについては皆正確さを欠き、すべて自身の経験と習慣によっているのが現状である。

2．「道」とはどう使うものなのだろうか？　「鍼道」と「鍼術」とを、「道」と「車」の関係にたとえると、車の機能が最大のときでも、もし車道がなければ、あるいは車道が適していなければ、車は機能を発揮しようがなく、速くは走れないであろうし、走りも安定せず、遠くまで行けない

ばかりか、最終的に車は一塊の屑鉄になってしまう。

　「道が存在しなければ、術は行われ難い」ことは、長年中国鍼灸の研究に携わってきた私にとって、誰よりもよくわかっていることである。歴史上、いくつかの鍼法・鍼術および臨床経験は、相応の鍼道の上に乗っていなかったために滅びた。現代では、新しい鍼術・鍼法は絶えず生まれているけれども、もし現行の理論という枠に入らなかったり、或いは新しく構築された理論の上に組み込むことができなければ、一夜にして生まれた鍼術・鍼法は、大方がまた一夜のうちに滅んでしまうだろう。

3．中国鍼灸と類似の治療法が、中国以外の国家で出現したことはある。しかしなぜ鍼灸は中国にのみ誕生したのか？　中国鍼灸のみが「道」を有していたため、今も不断の前進を続けていられる。さらに、中国が鍼灸学の発展と伝播の中心であり得ているのは、「道」あってのことであって、決して「術」によるものではないのである。

4．鍼灸の道とは何か。数千年を経てきた鍼灸の道とは、絶えることなく、人体の健康と疾病とをコントロールするスイッチの位置とそれらの相互関係と、さらに異なる種類のスイッチの調整方式とを表現し続けてきた過程である。

5．「道」と「術」との関連と循環。どのようにして「道」は「術」の発展を推し進めてきたのであろうか。拙著『黄龍祥看鍼灸』の中で、一つの思考実験を提案している。それは数十年前の人々に、「音声制御による照明スイッチ」とそのコントロール方法を理解させるにはどうしたらよいかを考えるというものだ。当時の人々は、初めは当然わけもわからず、拍手で点灯したり、ドアをノックして点灯したり、足を踏み鳴らしたり、ドアを蹴飛ばしたり、鈴を鳴らしたり、「明かり」と叫んでみたりするだろう。そしてどの場合も、偶然に明かりがつくことになる。

うまくいった理由を考え、「拍手で点灯」説を採る者は「拍手の道」を構築するだろうし、「足踏みで点灯」説を採る者は「足踏みの道」を構築することになる。そこで各々の方式と各々の流派とが、それぞれ各自の経験に基づく理論仮説を構築し、孤立した道を形成するならば、それらの「道」はバラバラなまま「術」を助けるすべを持たなくなる。ある日突然、どんな方式であっても、一定の大きさの音を出しさえすれば、明かりは灯るという「音声制御による照明スイッチ」の秘密を解き明かすことができて初めて、言い換えれば物事の法則性を把握し、そこから各方式を説明するに足る大道を構築できたときになってやっと、進歩と発展を引き起こすことができるのである。

6．私は『黄龍祥看鍼灸』の中で、鍼灸を音楽になぞらえた。音楽にはクラシック音楽とポピュラー音楽の区別がある。クラシック(古典)音楽と聞いて人々が思い浮かべるのは「成熟」であったり「模範」であったりするであろうが、「古典鍼灸」と聞いて連想されるのは「伝統」であったり「時代遅れ」であったりする。

　ただ外国人か西洋医が「古典鍼灸」の中から宝物を掘り出したとき、あるいは現代の科学技術が「古典鍼灸」の理論と実践から人々に新たな認識をもたらしたときにのみ、ばつの悪い思いをしながらほんの一時意識するぐらいで、すぐに「古典鍼灸」に対しては冷淡な態度に戻ってしまうのだ。

7．それでは「古典鍼灸」とは何か。簡単にいえば、長い歴史の河によって選別された、あまたの流派の応用であり、不断の成熟を繰り返して模範となった、今でも強い生命力を堅持している鍼灸体系のことである。

8．古典鍼灸と現代鍼灸の最大の違いは、診療理論体系にある。鍼灸は方薬診療のモデルに基づいた診療理論という足に合わない靴を履いて、すでに半世紀近くを歩んできている。我々に必要なのは新しい靴で新しい道を歩く

ことだ。十数年前、私が公開の場で、鍼灸の理論と実践がかみ合っていない
ことを指摘したときには、それを理解してくれる人はほとんどいなかった
し、賛同してくれる人は皆無だった。2008年、南京で行われた「鍼灸標
準化の実践と理論の探索」と題する会議の席上、再び「鍼灸の実践規範の
歴史とロジック」と題して同内容の講演を行ったところ、多くの専門家た
ちの理解を得ることができた。

　以上のように、私が理論研究に携わって既に10年となった。まだ鍼灸理論
の著書がないのは、忙し過ぎるからでも、怠惰なわけでもない。しかし今、私
が難題と捉えてきた「古典鍼灸学」と「鍼灸の道」への探究が、譚源生氏の
書名の中にはっきりと示されているではないか。あわただしく本書をめくると、
書いてあったのは鍼灸学の根本的な問題であり、古典鍼灸学のカギとなる事柄
であった。さらにそれが具体的な臨床応用に直結しており、堅実で明らかな足
跡を残すことがそのまま「鍼灸の古道」を理解するための道標の一つひとつを
示すことになっており、さらには「道と術」、「古典と現代」を説明することに
もなっていたのだ。

　これらのことを考え合わせたとき、私は前進するための原動力を感じると同
時に、ある種の圧力をも感じざるを得ない。つまり、私が『古典中国鍼灸学』
あるいは『経絡理論の古典への遡及と再構築』を著したとして、読者にわかっ
ていただけるかどうかということである。将来、読者がこの両書あるいは一冊
を手にすることがあったあかつきには、私はまず譚源生氏と本書『譚先生の古
典鍼灸入門』に感謝しなければならないと考えている。

中国中医科学院主席研究員　黄龍祥

2014年6月

日本語版自序

日本とのご縁

　日本といえば、普通はまず桜の花を思い出すのでしょうが、私のイメージでは菊の花です。私は訳者の浦山きか（菊花）女史とはいわゆる「君子の交わり」で、お目にかかれば親しさを増し、親交を深めてきました。浦山女史が道をつけてくださったことで、拙文と拙著とが日本で紹介され、出版される運びとなりました。私の鍼灸についての思考が皆さんのお役に立てたとしたら、ひとえに浦山女史のご苦労のたまものです。

　日本といえば、形井秀一先生とそのお仲間の方々のことも思い出されます。日本も参加した鍼灸の国際化を検討する学術交流の場面を思い起こすとき、日本の方々の仕事の精励ぶりにいつも深い感銘を受けてきました。鍼灸の穴位・鍼灸鍼・灸艾の標準化などの制定の過程にあって、鍼灸のさらなる発展という共通目標に向かい、論争のさなかにあっても友好をより堅固なものにしていこうとされる態度は得がたいものでした。

　日本といえば、もうお一方思い出されます。1934年の秋、ある先生が鍼灸の道を求めて東の国、日本に渡りました。そしてまず日本の鍼灸教育を系統的に考察し、中西医匯通の思想に基づく鍼灸を導入し、現代の教育制度、大量の日本の鍼灸教材を取り入れ、中国最大規模の科学的な試験方式を構築しました。それが、民国時代の鍼灸の第一人者であり、澄江学派の創始者である承淡安先生です。

　私は承先生の足跡を追い、同時に民国時代の鍼灸学の変遷を追ってから、ようやく自信を得て『黄帝内経』の研究に専心しました。そして本書を出版することができたのです。

古典の楽しみ

　21世紀のこの時代、私たちは今も古典を読み、古典鍼灸について話しあっています。これは、骨董趣味ということになるのでしょうか？　時代にマッチしていないでしょうか？　そんなことはありません。

　実は、多くの人々は無自覚に、古典にルーツを持つ行為をしています。古典

の中の一つの問題でもクリアすれば、臨床効果は絶大に向上するはずです。た
とえば、鍼灸家はよく穴位（ツボ）を押し、そこから返ってくる反応を診ること
で、その部分の疾病を診断しています。しかし、大抵の鍼灸家は、なぜ自分が
そんなことをするのか、どこからそんな理論が導き出されたのかなどは知りも
しません。なぜなら、鍼灸教材には、この理論が「是動則病」からきているこ
とを記していないからです。

　この診断方法「是動則病」は、『霊枢』経脈篇に基づいています。そこに記
されているのはまさに鍼灸における診断の基本原理です。「是動則病」の原理
を明らかにし、望・聞・問・切の各種診断を応用すれば、「望んで之を知る」
ことができるようになりますが、これは決して神秘的なことではありません。

　あなたもこれをマスターして、是動則病を正しく理解すれば、「真実の知恵
の眼」を得ることができ、もろもろの疾患はもはや逃げ隠れできなくなるで
しょう。

　学術研究においては、基本的には、小細工も奇跡も通用しません。いかなる
成果も、注いだ心血を代価として成立していますし、それは精緻を極めた古典
が最もよく示しています。しかし、心血を注いで努力することは、往々にし
て望外の、心の内なる収穫をもたらしてくれるものであり、この種の楽しみは、
何ものにも替えがたいものなのです。

　誰でも知っている『霊枢』は経典となって久しいですが、その解読と解釈は、
いまでも止むことなく続けられています。鍼灸の理論体系に関する論述は早期
には存在していたものの、すでに失われています。しかし、ある偶然が、私に、
『霊枢』官能篇の中に、『霊枢』全体を読み解くカギとなる文章があることを
発見させてくれました。この文章をたよりに探索を進めたところ、現伝の中で
は混乱したものとなっている『霊枢』全体の脈絡がはっきりと見えてきたので
した。

　このときに得た興奮と幸福とは、私に「鍼灸バカ」としての一生を送らせる
のには十分だったのです。

譚源生

譚先生の古典鍼灸入門 目次

第一章
はじめに

「鍼灸って何？」「古典鍼灸って何？学ぶ必要があるの？」「譚先生ってどんな人？」…この本を手にされた方々は、きっとこんな疑問をお持ちでしょう。

本書はその疑問にひとつずつお答えしながら、あなたの思考を遥か古代へとお連れするものです。

古典鍼灸の世界に一歩足を踏み入れてみましょう。ひとたびその世界に触れれば、鍼灸の知識を得られるだけではなく、健康を享受し、日常生活の知恵を得ることもできるはずです。

■ 鍼灸の定義

　中国における鍼灸には三千年を超える歴史があります。ですから、中国人であれば多少の差はあっても、鍼灸に関して何かしらの知識があるはずです。見聞きしたケースは人それぞれで、小説や映画であったり、友人の紹介や自身の体験などさまざまです。それでも、一般に鍼灸に対してどのような印象をもっているかといえば、一にも二にも神秘的という言葉に尽きるのではないでしょうか。ただ鍼を用いるだけで、場合によっては鍼を一本刺しただけで、薬を使うわけでもなく、担ぎ込まれてきた患者が自分の足で歩いて帰っていく…なんだか神話のようでもあり、常識を超越した話のようでもあります。

　実際、鍼灸には不思議としかいえないような治療効果があるのは確かです。けれども鍼灸それ自体は、少しも不思議なものではありません。鍼灸治療を行うと、目に見えるような効果が現れることがよくあります。専門用語を使うとすれば「効は桴鼓の如し＝効果は桴で太鼓をたたけば音が出る（ようにすぐに現れる）」[1] というように、効果がすぐに現れることもあります。実はその効果は非常に単純な原理に基づいています。本書を深く理解した上で、病気や症状に対して鍼灸治療を行うことで、思いがけない治療効果を得ることができるでしょう。

　ここではまず鍼灸治療の原理を紹介しておきましょう。武侠小説（中国のアクション時代劇）に出てくるようなファンタジーはひとまず忘れて下さい。足で床を踏み鳴らし、握りこぶしでテーブルをたたいてみましょう。足を踏み鳴らせば、床板の振動を感じますね。もっと思い切り力を込めれば足がしびれてくるかもしれません。こぶしでテーブルをたたけばテーブルがバンバンと鳴りますね。手にもにぶい痛みを感じるでしょう。なぜでしょうか。簡

---

1) 原文は「効如桴鼓」、『素問』至真要大論篇第七十四に見られる言葉で、『素問』では他に天元紀大論篇第六十六（「如鼓之應桴、響之應聲也」）・至真要大論篇第七十四（「桴鼓相應」）、『霊枢』邪気蔵府病形第四（「如桴鼓影響之相應也」）・脹論第三十五（「如鼓應桴」）・外揣第四十五（「若鼓之應桴、響之應聲」）に類似の表現が見られる。

単なことです。床板に作用力（刺激）を加えれば、床板は反作用力（反応）を生じます。反対に床板があなたに反作用（刺激）を加えれば、あなたの足も反応を生じます。反応とは、すべての物質が備えている基本的な性質なのです。人間は生物界における高度進化の産物ですので、その反応の現れはより豊富で多種多彩なものになるでしょう。外界が人体に与えるさまざまな刺激に対して、人体もさまざまな反応を示すわけで、まさにこのような特性が鍼灸の不思議な治療効果のベースとなっているのです。

　鍼灸のさまざまな治療方法を思いかえしてみましょう。鍼治療・お灸・吸い玉（カッピング）、刮痧、パルス鍼など…いろいろあります。これらに共通しているのは、いずれの方法も、人体に刺激を与えることで、それに対する人体の反応を引き出し、さらには自己調節を行わせることで予防や治療という目的を達成しているという点です。このことから、鍼灸学とは身体のどの部分に、どのような刺激を与えればいいかを専門的に研究する学問であるということがわかってきます。鍼灸とは身近で非常にわかりやすいものであって、奥深く計り知れないようなものでは決してないのです。

　もし鍼灸医学というものを簡単に定義するとすれば、次のようになるでしょう。「鍼灸医学とは、人体のある部位に、一定時間、ある種の刺激を与えることで、人体の自己修復能力を喚起し、心身状態を調整する医学である」と。

　もし、あなたが鍼灸を学んだことがあるのであれば、一緒に鍼灸をより深く探求しようではありませんか。また、もしあなたが、まったく基礎知識がないところから出発されるとしても、むしろそのほうがよいのです。予備知識のない軽い気持ちで、前に向かって進むことができるからです。

■ 古典とは何か

　「古典鍼灸」とは何でしょうか？　「古典」とは現代に生きる我々の視点からの言い方であり、現代鍼灸と区別するための言葉です。

　現代鍼灸と呼ばれるものには二種類あります。一つは現在の各高等教育機関で教えられている鍼灸です。もう一つは、世界的な規模で行われている、

> **Tips**：乾針療法(dry needling)とは欧米人が中国の鍼灸を学んだ後、中国鍼灸伝統理論を根拠とせずに、現代医学の理論を根拠として行い始めた刺鍼方法。これは中国鍼灸および西洋医学の液体を注射するための針(注射針)と区別するために、乾針療法(dry needling)と称されている。

伝統的な経絡という概念にはまったく依存しない、いわゆる現代鍼灸学と呼ばれるもので、その例としては「乾針療法(dry needling)」などがあります。

　専門教育を受けた鍼灸師であれば「教科書で学んだとおりにきっちり理法方穴を行い、教科書どおりの実技を行っても、期待したような効果がなかなか得られない」という経験を多かれ少なかれ、したことがあるのではないでしょうか。実は、鍼灸学の教科書には理論と実践のつながりが部分的に切れてしまっているという問題があり、これはすでに業界内の共通認識でさえあるのです。これを打破すべく、多くの鍼灸臨床家や鍼灸研究者が日々、苦心して模索を重ねています。

　私は中国中医科学研究院鍼灸研究所の修士課程で、幸いにも黄龍祥教授から細やかな指導を受けることができました。教授と、国家プロジェクトレベルの重要な課題である『鍼灸腧穴通考』(黄龍祥・黄幼民著、人民衛生出版社、2011 年)の編纂、中国の国家標準となる「経穴主治」や「経穴部位」の研究と制作に次々と参加できたことで、系統的に古典文献を学ぶ機会を得、鍼灸学の発展の流れを把握することができたのです。

　学習の過程でわかったのは、古代の鍼灸は、基本的には前の時代の踏襲であり、その時代における新しい創造と呼べるようなものは極端に少ないということや、基本は『黄帝内経』が源流であるということでした。また、驚くべきことに、現代の鍼灸の教科書にある内容と古代の鍼灸の内容とのあいだには非常に大きなへだたりがあることに気がつきました。

　では、いったいいつごろから鍼灸は変わり始め、もともとあった古代の鍼灸と現在の鍼灸との間に大きな差を生じるまでになったのでしょうか。この問題を抱えた私は民国時代(1912 ～ 1949 年)の鍼灸学の歴史に関する研究を始めました。研究の過程で、鍼灸が変わり始めたのは主に民国時代であると

知ることになりました。つまり昨今の教科書にあるような鍼灸は、生まれて
まだ百年にも満たないのです。

　古今の対比を通じて、問題の所在がわかり、徐々に古典鍼灸と昨今の鍼灸
との違いが明らかになり、古典鍼灸のほうがより系統的で理論的な整合性が
見られるという核心に立ち至ったとき、私は現代鍼灸という難敵と戦うこと
よりも、『黄帝内経』の研究に力を注ぐことにしました。

　「読書百遍、義自のずから見る」[2]というとおり、初めは素人同然であっ
たのですが、何度も読み返し、『黄帝内経』に傾倒することで、その中で述
べられている古典鍼灸が、系統的で厳密で強い臨床指導的な意義を有してい
ることに、強く感嘆せずにはいられませんでした。私は『黄帝内経』で述べ
られている鍼灸の精髄を正しく把握することによって、人類すべてを救い得
る医療者として人々の健康と幸福に貢献できると確信しました。そして、自
分の浅学をかえりみず、中国でいう「煉瓦を投げて玉を引き寄せる」[3]のた
とえどおりに、自分の考えを広く世に問うに至ったのです。

　前述のとおり、鍼灸は中国に起源があり、三千年にもわたる歴史があると
いわれています。ところが20世紀以降、鍼灸の国際化にともなって世界中
のさまざまな場所でさまざまな新しい形の鍼灸が生み出されており、その最
も典型的な例である「乾針療法」は用いる器具が鍼灸用の針であるというこ
と以外、経脈やツボにまったく依存しておらず、古典鍼灸とは理論上の関連
性がまったくないのです。こうした新しい方法はいずれも自らを現代鍼灸学
と称し、急速に新しい理論体系を築いています。「現代」という言葉はまる
で、「最新」という意味であるかのように使われています。

　ただ、現代鍼灸学の非常に残念な点は、古典鍼灸とのつながりを捨て、現
代医学からの栄養のみを吸収して発展しようとしている点です。このような
考え方が生まれる理由には、現代医学のほうが客観性・標準化に優れており、
理解・把握しやすいからという理由が挙げられるかもしれません。もしくは、

2）『三国志』魏志・董遇伝にある「読書百徧、而義自見」に基づく言葉。董遇が弟子入
　りを申し入れた者に言ったという。
3）原文は「抛磚引玉」。未熟な自分の意見を述べることで、より良い見識を求める呼び水
　とするという意味。

代々受け継がれてきた古い文化がある時代を境に断絶し、優美な古典の文語体も現代人にとっては古めかしい表現にすぎず、意味がよくわからないということのほうが、より大きな理由なのかもしれません。

　現在、古典鍼灸の研究に足を踏み入れようとする人は非常に少なく、仮に足を踏み入れたとしても、軽く味見をするだけにとどまるという場合がほとんどです。古典鍼灸学の数千年にわたる煌（きら）めきは、皮肉にも最も文明的なこの時代に封印されてしまい、古典鍼灸の理論によって養われた鍼灸学も失われてしまいました。世界で受容されたのは鍼灸の道具のみで、結局、西洋医学に頼らざるを得なくなってしまったことはなんと悲しいことかと思います。

　どのような新しい学問や技術であっても必ず継承というベースのもとに成り立っています。古典鍼灸にはいまだ大量の財宝が眠っており、私たちに掘り起こされるのを待っています。これらの財宝は中国の先人たちが自らの生命とひきかえに得た経験と教訓であり、知恵の結晶であり、非常に貴いものです。実際に古典鍼灸は、臨床においても検証に十分に耐えうるものであり、理論の面においてもあらゆる医学体系をより良い方向へ導くヒントとなる可能性をもっています。

　物事は常に前に向かって発展していきます。そして古典鍼灸もまちがいなく鍼灸の歴史における輝かしい一ページなのです。私は蟷螂の斧 4) で車に立ち向かおうとするのでも、時代の流れに逆らおうとしているのでもありません。古典鍼灸をより多くの人に知っていただくことこそ、継承による更なる発展があり得ると思っています。

---

4)「蟷螂の斧」は『韓氏外伝』を典拠とすることわざ。カマキリが前肢を挙げて車をさえぎるようすで、身の程知らずなことをたとえている。

■ 自己紹介

「師とは道を伝え業を授け、惑いを解く所以なり＝先生とは、学生に道を伝えわざを授け、その迷いを解く存在だ」[5]といいます。先生とはいわば橋のようなもので、皆が無事対岸までたどり着くまでの助けとなる存在です。

　もし皆さんが橋を渡るときに、足元の危うさを感じるようであれば、恐ろしくて足がすくみ、順調に対岸までたどり着くことは難しいでしょう。そんな不安を取り除くべく、いささか自画自賛ともいえる自己紹介をさせていただこうと思います。

　私は湖南省出身で、代々続く中医の家系の十代目に当たります。2002年に湖南中医薬大学鍼灸系を卒業し、2006年に中国中医科学院鍼灸所にて、著名な鍼灸学者である黄龍祥教授に師事し、修士課程を修了しました[6]。

　家庭の影響で、小さいころから伝統的な文化に強い関心を寄せていました。大学時代は成績優秀により一年早く卒業することができ、5年制の大学を4年間で学び終えました。これは湖南省高等教育機関の「弾性学位制度」によるもので、私は前倒しして卒業する最初の一人となったのでした。

　2006～2014年までは、世界鍼灸学会連合会において学術関連の仕事に従事しており、国際的に有名な鍼灸専門家たちと交流する機会も多く、そのことによって得られた収穫も少なくありませんでした。

　代々、我が家に受け継がれてきたものと学校教育で学んだものそれぞれの長所を充分に取り入れ『黄帝内経』の研究に苦心した結果、ひとつの独創的な古典鍼灸診療の方法を見つけました。それを実用できる形にしたことで、臨床においても確かな治療効果を得るに至っています。共著には『度量疼痛』[7]『実用鍼灸歌賦』があり、私が考え出した古典鍼灸理論は、日本の雑誌『鍼灸ジャーナル』（緑書房刊）にも、「譚先生の古典鍼灸入門」として連

---

5) 韓愈「師説」の言葉。冒頭「古之学者、必有師。師者、所以伝道授業解惑也…」という。
6) 修士論文は「民国時期針灸学之演変（中国民国時代の鍼灸学の変化・発展）」
7) 董厚吉・馬雲涛らによる。2007年、中国化学出版社刊行。

載されました[8]。

　鍼灸の素晴らしさを世界中の人々に享受してほしいというのが私の願いです。そのためにも学術においては現状に満足することなく、真理を追求し、初志を貫き、生活においては社会を師とし、絶えず品格に磨きをかけ、精神的な境地を高め、「和光同塵」[9]の境地にありたいと願っています。

■ 鍼灸の到達点

　鍼灸は中華民族の偉大な発明であり、先人達が神農と黄帝の子孫たる中国に残した貴重な財産といえます。2010年11月、中医鍼灸はユネスコ無形文化遺産として登録されました。これは鍼灸が世界的に認められ、注目を浴びているということを示す根拠であり、非常に喜ばしいことだと思います。けれども、実際のところ、中国人でさえ、いったいどれだけの人が祖先の遺産を享受し、鍼灸によってもたらされる健康と幸せを享受できているのでしょうか。

　健康とは人が生きる上での柱となるものです。健康であればあらゆることに可能性が出てきますし、健康でなければ諦めなければならないことも出てこないとも限りません。健康であってこそ夢が実現でき、生活を楽しみ、ひいては幸福な人生にもなるでしょう。健康を保つために誰もが実現可能な方法が、まさに鍼灸の考え方と方法を応用することなのです。

　親愛なる読者の皆さん、本書を読んでいただくことは、鍼灸の学習を通じて自分の健康を保つ方法を一つ得られるだけでなく、身内や友人たちの役にも立つのです。もちろん、至るところで会う人ごとに「熱心に」鍼治療しなさいと言っているわけではありませんが、健康に関する正しい考え方や疾病との向き合い方を知ることができれば、それを周囲に知らせることもできま

8）2009年〜2010年。
9）『老子』第四章の「和其光、同其塵」より、世俗の中で、才走らず、つつしみ深く暮らすこと。仏教では、菩薩が本来の威光を和らげてこの世に現れ、世俗を救うことをいう。

す。自分を含むすべての人々の幸福へと繋がる、それが先人たちが長年培ってきた鍼灸のもつ力なのではないでしょうか。

■ 知慧のとびらを開く

　鍼灸とは非常に興味深い技術です。そしてだれにでも習得可能な技術であり、少なくとも健康に何かしらの利益を与えてくれる技術です。しかし、鍼灸を単なる技術の一種としてしまうのは、「櫝を買いて珠を還す＝ものごとの価値がわからないたとえ」[10] の感があります。

　鍼灸を含む中国の伝統文化に対して多くの人が抱くイメージは「博大精深＝広く深い」[11] でしょう。けれども、その入り口がいったいどこにあるかがわからずにいる人がほとんどです。

　伝統文化を学ぼうとする際に、その入り口を探すのが難しいのはなぜでしょうか。難しいのは、門を探すことでも指南役を見つけることでもなく、実は、信念を持つことなのです。なぜなら、伝統文化を学ぼうとすると大抵の場合、何年にもわたる修行を経て、やっと最初の一歩を踏み出すことができ、その一歩によってようやく最初の門をくぐることができるというように時間がかかるため、確固とした信念がなければ、好き好んで長い時間を費やす人が少ないからです。しかも西洋文化はさまざまな、速く・短く・あっという間に結果が出すことを競ったりします。

　鍼灸はさまざまな中国伝統文化の中でも、きわめて優秀な代表的存在です。そして数ある医療技術の中でも最も早く治療効果が現れるともいわれています。何事にもスピードが要求される現代において、せっかちな人たちの要求に応えることができる技術なのです。私は鍼灸の即効性によって皆さんが自分の治療技術に自信を持つと同時に、中国伝統医学に対する信頼をも育むこ

10）原文は「買櫝還珠」、箱に入った珠玉を返し、入ってきた箱のみを値打ちがあると思って手元に残すこと。ものの本当の値打ちがわからないたとえ。

11）思想・学識が深く広いことを表現することば。

とを心から願っています。鍼灸を学ぶこの機会に、中国伝統医学の大きな扉をひらき、その向こうにある大いなる智慧の世界に触れてみようではありませんか。

第二章
用い易く忘れ難し

　鍼灸を実際に学ぼうとする際に、「鍼灸はとても良いものだと思いますが、私にもできるようになるかしら」という方はたくさんおられます。

　私はときどき、一般の方々向けの鍼灸講習会を開いていますが、参加者のほとんどが、授業が始まるその瞬間まで「鍼灸をマスターできるだろうか」と自問しているのがわかります。

　こうした疑問に対して、私はいつもはっきりと、こう答えています。「固定観念を捨てて古典鍼灸の考え方に従うことができれば、きっと習得できますよ。なぜなら古典鍼灸の方法は、簡単に使えて、しかも一度覚えたら、すぐには忘れない方法なのですから」と。

■ 祖先の想い

【書き下し文】

　黄帝 岐伯に問いて曰く、「余 万民を子しみ、百姓_{ひゃくせい}を養い、而して其の租税を収む。余 其の給_たらずして、属ねて疾病あるを哀しむ。余 毒薬を被らしむることなく、砭石_{へんせき}を用うることなからしめんと欲し、微鍼を以て其の経脈を通じ、其の血気を調え、其の逆順出入の会を営ましめ、後世に伝うべく、必ず之を為すの法を明らかにし、終わりて滅せず、久しくして絶えざらしめんと欲す。用い易く忘れ難く、之を経紀と為す。其の章を異にし、其の表裏を別ち、これが終始を為す。各おのをして形あらしむるに、先に鍼経を立てん」と。

〔『霊枢』九鍼十二原第一〕[1]

【日本語訳】

　黄帝が岐伯に質問した。「私はすべての人々をいつくしみ、養い、彼らから租税を徴収している。私が哀れに思っているのは、彼らが自給できておらず、さらに疾病にもなっていることだ。彼らの疾病の治療にあたって、私は強い薬と石製のメスを使うことがないようにと願い、細い針を使って経脈を通じさせ、血気を整え、経脈中の気血の往来・出入と会合とを正常に機能させ、そのことを後世に伝えるべく、その方法を明らかに記しておき、終わっても滅びず、長きにわたって続くようにしたいと考える。使いやすくてしかも忘れにくくするために、筋道を立てる。章立てを区分し、表裏を区別し、初めから終わりまでの理論と実践を一

---

1) 原文は「黄帝問於岐伯曰、余子萬民、養百姓、而收其租税。余哀其不給。而属有疾病、余欲勿使被毒薬、無用砭石、欲以微鍼通其経脈、調其血気、営其逆順出入之会、令可伝於後世、必明為之法、令終而不滅、久而不絶、易用難忘、為之経紀。異其章、別其表裏、爲之終始、令各有形、先立鍼経。願聞其情」で、「願聞其情」つまり「それについて伺いたい」という言葉が入る。

貫させる。これらを明らかに形として残すために、まず『鍼経』をつくらなければならない」と。

「文は人なり」といわれますが、『黄帝内経霊枢』を深く読み、作者の切実な思いを汲み取れば、後世の人々に対する時空を超えた愛情を実感することができるでしょう。

「終わりて滅せず、久しくして絶えざらしめん」とは、はるか未来を見越した古人の偉大な計画を表現した言葉ですが、彼らは実際にそれをやりとげけたわけです。二千年にわたる熟成期間を経て、文化の境界を超えて、現在、鍼灸はすでに全世界に広がり、世界無形遺産として認められるまでになったのですから。

「用い易く忘れ難し＝使いやすくてしかも一度覚えると忘れない」、この言葉は、『霊枢』の執筆者が記述の段階で、すでに後世の人が鍼灸を学ぶときの大変さを考慮していたことを示しているように思います。「使いやすくて一度覚えると忘れない」ように書こうという、非常に高い基準と要求を自分に課し、後世の人が学ぶ気力を失うことがないように、鍼灸が代々受け継がれていくようにと、土台づくりをしたということではないでしょうか。

先人が樹を植えれば、後世の人はその木かげで涼をとることができるように、祖先の慈悲深い思いが数千年後の今も子孫に恩恵を与え続けているのです。今日の私たちは、祖先の残してくれた古典鍼灸の道筋に沿って進みさえすれば、「使いやすくて一度覚えると忘れない」、鍼灸の奥深い技術を至ることができるのです。

こうしてお話していても、多くの方はまだ、鍼灸が「用い易く忘れ難し」という技術であるとは思えないのではないでしょうか。鍼灸にはたくさんのツボがあり、たくさんの複雑なテクニックもあって、そんなに簡単なはずはないと思っているのではないでしょうか。何百個もあるツボを一つひとつ覚えるだけでも、いったいどれだけの脳細胞が消費されることかと考え、「使いやすくて一度覚えると忘れない」なんて、とても無理だと思ってはいませんか。

■ 法明 [2] がカギ

　確かに、人体にはたくさんのツボがあります。一般的な「正経」[3] のツボだけでも 361 穴あり、そのほかにも大量の「経外奇穴」[4] があります。さらには鍼灸理論の発展にともなって現れた、多くのホログラムツボ（全息新穴）[5]、たとえば耳穴、手穴、足穴などもあります。すべての経穴・奇穴・新穴を加えると、1,000 穴以上になるかもしれません。

　興味のある方は、実際にこれらのツボの位置を示す印を人体につけてみてください。体じゅう、隙間もないほどツボだらけになるのがわかると思います。専門家でない限り、これらのツボの位置と効能を正確に覚えろというのは確かに無理な話かもしれません。これが多くの人が鍼灸に対して学んでみたいという興味はあるものの、二の足を踏んでせっかくの機会を失ってしまう大きな原因のひとつと考えられます。

　しかし、ここで確認しておくべきことがあるのではないかと思います。鍼灸を学ぶのに、果たして本当にそんなにたくさんのツボを覚える必要があるのかどうか、そもそもツボを覚える必要が本当にあるのかということです。

　実際のところは、臨床家が臨床で用いているツボの数は 100 を超えることはありませんし、ツボを決める原理もあります。ですから、ツボを覚えなければならないとしても、そんなにたいへんなことではありません。

　大事なことは、古人がどのようにツボを発見し、どのようにしてツボを決定したのか、その原理を理解することなのです。それによって前述の『霊

---

2)　二種の仏教用語、①「法灯明・自灯明」という、釈迦が入滅するときに示したとされる二つのよりどころ、真理と自分の意。②『観無量寿経』に「法明門」があるように、諸事象の真実を知ることをいう。それに『霊枢』九鍼十二原「必明為之法」を、すべてかけた言葉と考えられる。
3)「正経」とは基本となる十二本の経脈のこと。
4)「経外奇穴」とは基本の十四経以外にあるツボのこと。
5)「全息」は「ホログラム」の中国語訳である。身体の局所は身体全体の情報を持っていると考え、身体の一部位（たとえば耳など）に身体の全体を反映させて、治療に用いることをいう。

枢』九鍼十二原に「必ず之を為すの法を明らかにす＝その方法を明確に記しておく」といっているように、シンプルな方法を用いて、複雑な状況に対応することが可能になります。そうなればツボにこだわる必要さえなくなり、自ら新しいツボを発見して、好きなように名前をつけることだってできるのです。

　つまり、鍼灸を学ぶために大事なのは鍼灸の基本となる原理、つまり「鍼灸の道」を明らかにすることであって、個々のツボやそれぞれの技術に固執することは、それほど重要なことではありません。基本となる原理を把握することで初めて『論語』のいう「本立ちて道生ず＝基礎が確立すれば、自ずと道は開けるということ」[6]となり、古人がつねづね言うところの「大道至簡＝大道とはきわめてシンプルなものである」[7]ということを実現できるのです。

■ 鍼灸のコツは日常の中に

　鍼灸は中国の伝統医学の一つであり、中国伝統文化の華ともいえる存在です。ですから中国人は鍼灸を学ぶ上では条件的に非常に恵まれているといえます。中国人にとっては何気ない日常生活にも、至る所に中国伝統文化の要素が存在しているからです。普段からそれらに触れてはいても、意識されていないことも多くあります。たとえば、日本を含む東アジアの国々の人には二本の箸を使う習慣があります。これは「一陰一陽、之を道と謂う」[8]という概念の体現であると考えられますが、いつの間にか自然な習慣となり、今では我々の血肉の中に深く染み込んでいるので、意識せず使っています。

　また、古人は漢詩を作る勉強をするときに「功夫は詩外にあり＝鍛錬の場

---

6)　『論語』学而の言葉。「君子務本、本立而道生。＝君子は基本を重視する。基本ができて道が生まれる」。
7)　「大道」は『老子』にある言葉。宇宙の本体としての道、またはそれに叶った方法に基づく思想などを指す。
8)　『周易』繋辞伝上「一陰一陽之謂道」。

は詩の外にある」⁹⁾という言葉を大事にしていました。これは「詩を学ぶには、詩を学ぶということのみに執着せずに、日常生活の中から詩を学びなさい」という意味です。

　同じように、普段の生活の中から鍼灸を学ぶことができれば、人生のすべての経験をそのまま鍼灸学習のベースに変換できることになります。つまり、今あなたが年齢を重ねていたとしても、そのぶんだけ鍼灸を学んでいたのと同じことになるのです。鍼灸の基本原理は、日常生活を送る上での哲学と別物ではないからです。今まで誰も、それをあなたに教えてくれなかっただけなのです。

　先人が自らに対して課した「用い易く忘れ難し」という課題が、どのように現実のものとなったのか、大きな期待とともに、先人が創造した「使いやすくて一度覚えると忘れない」鍼灸医学の体系をみていこうではありませんか。

9）南宋の詩人・陸游『剣南詩稿』巻七十八「示子遹」の「如果若学詩、工夫在詩外」に基づく。

第三章

是動則病

　時代劇などで「お糸脈（手首に巻いた糸の端を持って脈診を行うこと）」の場面を見ると感嘆せずにはいられませんが、中医鍼灸体系の中には、脈診よりももっと驚くような診断方法があるのです。

　それは「望診」、いわゆる「望みて之を知る、之を神と謂う」[1]といわれる方法です。

2011年12月、私がWHO本部の視察に向かったときのことです。飛行機を降りて間もなく、まるで神仏のお導きであるかのように、まったく面識のない方々が出迎えてくださり、さらにその方々は思いがけず私を中華料理の食事に招待してくださったのです。これは後になって知ったことですが、ジュネーブでは、中華料理は非常に高価なものなのだそうです。

　中華料理店内はほとんどが中国系の人であったため、自然と言葉も軽くなりました。隣のテーブルに座っていた美しい女性たちが、私が中医師であることを知ると、「診て欲しい」とおっしゃるのです。到着したばかりの土地で右も左もわからない状態でしたが、邪険にお断りするわけにもいかず、診てあげることにしました。差し出されたその手を見て、私はすぐにある確信を得ました。彼女の手には、便秘のしるしである魚際部の血絡があったのです。このとき、脈診そのものはそれほど重要なことではありませんでした。私がいともたやすく彼女の便秘を言い当てたことで、その場はもう私に征服されたようなものとなり、私はジュネーブでは、少しだけ名前が知られるようになったのでした。

　実のところ、望診はそれほど難しいものではありません。「是動則病」という中医診断の核心部分となる考え方を把握しさえすれば、あなたにも「望みてそれを知る」ことが可能となるのです。

■「是動則病（是れ動けば則ち病む）」

　「是動病」というのは、一つの思考方法です。

　「是」とは指示代名詞で、「これ」「ここ」「この」という意味です。

　「動」とは動詞あるいは名詞で、「変動（する）」「変化（する）」「変異（する）」という意味です。

　「病」とは問題が発生したという意味です。

---

1)『難経』六十一難の問難部分の言葉。「六十一難曰、経言、望而知之、謂之神。聞而知之、謂之聖。問而知之、謂之工。切脉而知之、謂之巧。何謂也。」

鍼灸治療に必要な診断としてまず求められるのは、疾病が起こっている病位を判断することでしょう。「是動則病」とはまさに病変部位を見つけ出すための指針となる非常に重要な考え方なのです。「是動則病」の考え方を鍼灸の診断に用いた場合、「ここ（ある部位）に変動が起こり、問題が発生した」という意味になります。

　診断の最重要ポイントは、「動」をどのように判断するかということに尽きます。なぜなら「動いたから」問題が生じて病むのであり、「動かない」ならば通常の状態といえるからです。一般的には、伝統に基づいた鍼灸では、人間に本来備わっている最も基本的なセンサーの力を借りて判断をします（私は科学の進歩にともない、今後、鍼灸の診断においても大きな改革が起こることを信じていますが）。

　つまり主に「望（のぞむ。視覚から得られる情報）」「切（ふれる。触覚から得られる情報）」「問（質問する）」といった方法によって情報を収集し、それらに基づいて、人体の機能状況に対して、分析・判断をするのです。

　「望」、つまり視覚から得られる情報といえば、当然、形や色です。経脈循行部位の形状の変化や色の変化を、目で見て観察することで疾病の有無を知ることができます。形状の変化は大小、長短、凹凸、変形などのポイントに分けられます。色の変化は濃淡、斑点、血管、変色などのポイントから見る必要があります。もしある部位に形や色の変化が現れれば、それが「動」であり、「是れ動けば則ち病む」、つまりそこが、問題の発生したポイントです。

　触覚から得られる情報には、感覚があります。それを「酸・麻・脹・痛（だるいような感じ・しびれる感じ・腫れている感じ・痛み）」、「軟硬（硬さと軟らかさ）」、「虚実（力がない感じと張っている感じ）」などと表現することがあります。触ることによる診断を「切診」といいますが、これには術者の手の感覚と患者自身の感覚が含まれ、触れられた部位に患者がなんらかの異常感覚を覚えるようなことがあれば、それが「動」であり、術者が患者の身体に触れた際に指先になんらかの異常感覚を感じるのであれば、それもまた「動」であり、「是れ動けば則ち病む」、つまりそこが問題の発生したポイントになります。

　問診を通して、患者は自らの苦痛を術者に訴え、術者はそれをもとにどの経脈に病があるのかを見定めます。問診の過程で行われるのは、主体と客体

とを結びつけることでもあり、主観を客観化することでもあります。患者が主観的に感じている感覚を、術者が実際に感じることはできません。患者が伝えようとする口述からしか術者は患者自身の感覚を知りえないのです。この口述こそが客観化の過程であり、患者と術者の交流という形をとって、情報が主体(患者)から客体(術者)に移されるのです。客体は情報を受け取った後、古典とそこに記された原則に照らして、どの経脈の病候であるかを判断します。そこでどの経脈に変動が起こっているのかがわかれば、それも「是れ動けば則ち病む」、問題ポイントの発見ということになります。

　繰り返しになりますが、「是動則病」とは、前述したような一つの思考方法です。鍼灸の診断だけではなく、普段の生活の中でも用いることができるものです。いつもと違うということは「変動」であり、普段の法則に従っていないことも「変動」なのです。このような基本の考え方をどのように応用していくかは、あなた次第なのです。

■「是動則病」の解読

　「是動則病」の四文字を漠然と見ていても、わかったようなわからないような気持ちになるかもしれません。実際に『霊枢』でその部分をみても、難解な古文表現と口語表現が混じっており、中国語に堪能でも、ますます霧の中で道を見失ったかような気分になってくるところです。でも、あわてず、ゆっくり学んでいけば、自ずと視界が開けてくることでしょう。

　鍼灸の体系を全体的にみてみると、「診療」という二文字に集約できます。このうち「診」とは「診断」のことで、「療」とは「治療」のことです。診断は治療の前提であり、医療行為全体の中でも非常に重要なプロセスです。

　鍼灸の診断において依るべき柱となる考え方が「是動則病」なのです。もし身体のある部分に変動が現れれば、それは、その部分を通る「経脈」に問題が起こっています。そこで「是動則病」という考え方に基づいて「望診」・「切診」・「問診」の三種の診断を行い、具体的な変動を見つけ出すのです。望・切・問の三診 2) とは、言い換えれば「眼を用いて見る」「手を用いて探査する」「患者とコミュニケーションをとる」という三種類の診断方法です。

「望」とは「遠くをながめる」という意味のほか、「様子をうかがう」などの意味もあります。では、「望診」とは、何を望み見るのでしょうか。主な観察の対象となるのは人体のさまざまな部位の形状と色の変化です。形状や色の変化を見ることで、その人が先天的に親から譲り受けたものと、後天的に得たものについて判断するのです。

　たとえば耳が小さめで薄ければ、「是動則病」の表現である場合があり、先天的な腎気の不足が疑われます。なぜなら「腎」は耳に開竅しているからです。逆に耳が普通より大きく厚い場合も「変動」であり、「是動則病」の一つの表現となります。この場合は先天的に腎の機能が優れていることを示しています。

　この例からわかるのは、「是動則病」でいう「病」は、問題があるという意味にはなりますが、単純に「疾病」という意味で解釈することはできないということです。疾病を意味する場合とそうでない場合と、どちらもあり得ます。悪いことの場合も、良いことの場合もあるからで、次に例を挙げて、望診のしかたを説明しましょう。

■ 大小をみる

　これは実際にあったケースです。その当時私を含む五人の同僚は、三部屋ある住居をルームシェアしておりました。女性三人と男性二人でしたが、そのうちの女性二人が一つの部屋に住んでいました。二人のうちの一人は、彼女のルームメイトが眠ってから、必ず自分で戸締りを確認する習慣があり、それをしないと眠れないのでした。ルームメイトが帰ってくるのが遅い日は、ルームメイトの帰りをずっと待っており、絶対に先に寝るということはしませんでした。ルームメイトが帰ってこないときなどはそのまま一晩中寝ずに待っていました。ほかの同居人たちがみな外出したときに至っては、その家では眠りたがらないほどでした。

2）　普通は、「望・聞・問・切」を合わせて「四診」という。このうち「聞」は譚先生の今回の方法を取ればほかの三種に比してそれほど重要ではないため割愛したと考えられる。

ルームシェアをしていたのはみな同僚で、しかもみんなとても良い関係を保っていたのに、どうして彼女は眠るのにそんなに不安を感じるのだろうかと、あれこれ考えをめぐらしてみてはいたのですが、答えはみつかりませんでした。

　ところがある日、偶然にも彼女の足が目に入ったとき、私は新大陸でも発見したかというくらいの興奮を覚えました。なんと彼女の足の第4指は小指の半分ほどの大きさしかなかったのです。足の第4指は胆経の循行部位であり、人の胆量(肝の太さ・度胸)は、胆経との密接に関係しています。彼女の足の第4指は普通の人よりも小さく、先天的な稟賦(もってうまれたもの)の不足を示していたわけです。これに気づいたときに、いっさいの疑問があっという間に消え去りました。

■ 長短をみる

　前述の例を不思議に思われる方もいらっしゃるかもしれません。ここでもう一つ足の第4指の同じような例を挙げてみます。

　まず**図3-1**をご覧ください。

　足の第四指がほかの指と比べると極端に短くなっています。これは、足の少陽胆経が先天的に不足していることを示しています。事実、この足の持ち主は、足の少陽経にはっきりと変色が見られ、足の少陽経の病症をたくさん抱えています。

　長短を望診するということになれば、当然、短い場合だけでなく長い場合もあります。たとえば、非常によく見られるのは足の第2指が普通より長い状態です(**図3-2**)。

　これは足の陽明経が先天的に有余であることを示しています。このような特徴のある人は、一般的には胃病にかかりにくく、仮にかかったとしても治療しやすい傾向があります。

　では、手の指ではどうでしょうか。もちろん長短はあります。

　図3-3をご覧ください。手の小指が普通より短いのがわかるかと思います。これは心経の先天的な不足を示しています。

　実際に比べてみると、誰の手にも多少の長短の差が見られることがわかり

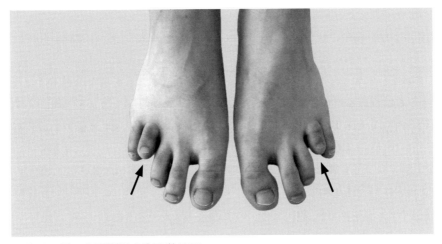

図 3-1　足の少陽胆経の先天的不足

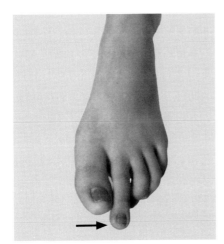

図 3-2　足の陽明胃経の先天的有余

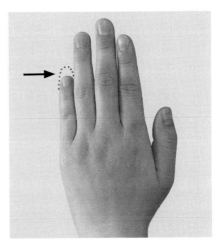

図 3-3　手の少陰心経の先天的不足

ます。まずは自分の手を観察し、それから他人の手を観察させてもらうのも
よいと思います。

■ 凹凸をみる

　図の **3-4** をご覧ください。足背部外側に小さくふくらんだ山のような隆起があるのがわかります。これが「凸、出っ張り」です。このような足背外側の隆起は、不規則な生活や精神的ストレスと大いに関連しており、昼寝て夜出かけるような人、生活リズムが乱れている人、一晩中ゲームをしているような人たちに最も多く見られます。この部分も、足の少陽胆経に属する部位だから変化が現れるのです。

　同様に凸のある例を挙げます。**図 3-5** は腎陽の不足を示しています。

　現代人はまるで尽きることのないエネルギーを備えているのかのようです。仕事は息をつく暇もないほど忙しく、仕事以外の時間はタブレット PC やスマートフォンの相手をするのに忙しく、目や耳は一時たりとも休むことなく働かされ、心はわずかの時間も静かに落ち着かせてはもらえません。これでは資本家に搾取される労働者よりもひどい状態にあるといわざるを得ませんし、人のエネルギーには限りがあることを誰も知らないかのようです。そこで中国では、補腎薬の広告がそこらじゅうに張られ、だれもが六味地黄丸を知っているという、奇妙な現象が起こったりします。皆さんもそうした広告

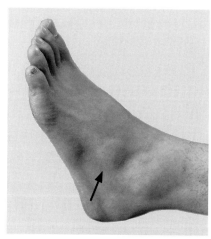

図 3-4　足の少陽胆経の変動

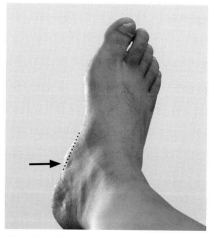

図 3-5　足の少陰腎経(腎陽)の不足

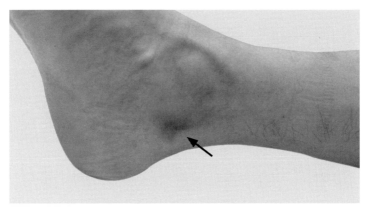

図 3-6　足の少陰腎経の不足

のターゲットになってはいませんか。

　腎が虚しているのかどうか知りたければ、自分の足を見てください。

　図3-6 に示した矢印が足の少陰腎経の部位を示しています。このように
へこんでいるのであれば、やはり「不足」しているということになります。

■ 変形をみる

　現代人は常にストレスにさらされており、多くの人が非常に抑圧された生
活を送っています。そのことも足によく現れます。**図 3-7** では、足の母趾
が外反しているのがわかります。これは靴のせいだという人もいるかもしれ
ませんが、ちょっと考えてみてください。足がこんなふうになってしまうほ
どきつい靴を買おうと思うでしょうか。

　母趾の内側と外側とは、鍼灸においては二本の別々の経脈にそれぞれ支配
されています。外側を支配しているのは足の厥陰肝経です。足の厥陰肝経が
長期間刺激を受けていると、母趾外側の筋腱が収縮して、足の母趾を引っ張
り外反させるのです。

　以前、中国でずいぶん出回ったスパムメッセージがありました。それは
「表面很風光、内心其実彷徨＝表面上はスタイリッシュで格好良いが、その
実、心は行き先を見失いさまよっている」という内容ですが、これは、現代

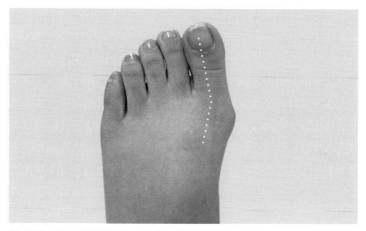

図 3-7　足の厥陰肝経の変動による外反母趾

人を的確にとらえているように思います。

　望診の対象となる形態の変化にはさまざまなものがあり、ここでそれらを一つひとつ挙げることはできません。最も基本となるのは、まずは自分の身体の部位同士で比べてみること、そして自分と他人を比べてみることです。もしそこで形態の変化と考えられる部分が見つかれば、それが「是動則病」のサインなのです。

■ 色の変化をみる

　色の変化として最もよくみられるのは色の濃淡、斑点、血管の変色です。もし身体のある部位に色の変化が現れれば、それは「動」であり、「是動則病」の表現です。

　図 3-8 では、足の少陰腎経に沿って一本の白い線のようなものが見えます。これは腎虚を表しています。

　図 3-9 では、足の厥陰肝経に沿って一本の黒い線のようなものが見えます。これは肝経の瘀滞を表しています。

　図 3-10 では、腕の関節付近に血管の色が変わっている部分が見えますが、これは睡眠障害があるときにしばしば現れる変色です。

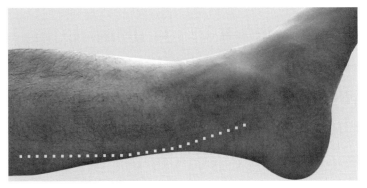

図 3-8　腎虚の例

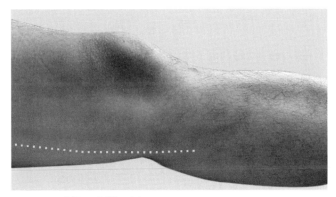

図 3-9　肝経の瘀滞の例

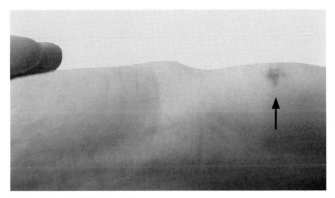

図 3-10　睡眠障害の例

■ 常を知り変化を知る

　鍼灸を学ぶ際に避けては通れない問題があります。それは鍼灸においては、どのように疾病を診断しているのかということです。「是動則病」は、まさにこの問いの答えであるといえます。

　もし人体が健康状態であるならば、それは「常態にある」といえます。これを「陰陽平衡」ということもあります。

　いったんこの常態から離れてしまうと、それは変動が起こったということであり、変動が起これば問題が現れ、大抵の場合、それは何らかの病気という形で現れます。ですから、身体のどこに変動が起こっているのかを見つけさえすれば、疾病が起こっている経脈を見つけ出す手引きとなります。しかし、注意深い方々は、これでは説明がまだ不完全であることに気づかれたのではないかと思います。

　そのとおりです。まだ、どういうものが「常態」であるかについて説明していません。古典鍼灸の診断方法を、より完全に言い表そうとするならば、それは「知常達変、是動則病＝常態を知って変化に至る、動きのあるところに病気はある」[3]となります。そうでなければ、何をもって「動」とするのかがわからなかったり、また「動」であることはわかっても、なぜそれが「動」なのかがわからなかったり、という状態になってしまいます。そこで、「是動則病」を理解したら、今度は「知常達変＝常を知ることで変を知る」について理解する必要があるのです。

　「知常達変」には二種類の方法があります。一つは「簡便法」で、もう一つは「究極法」です。これまでご紹介した、自分の身体の部位同士で比較したり、自分と他人とを比べてみたりする方法が簡便法です。一般的にはこれでこと足りるでしょう。しかし、もしあなたが医療者であるなら、「究極法」を使う必要性が頻繁に生じることでしょう。

---

3)「知常達変」ということばは『内経』に出てくるものではなく、老中医の使ったものらしい。『名老中医経験集』巻四に「知常達変能神能明―精於弁証論治的陳治恒」の章があるという。

それでは、私が実際に学生を指導するときに使っている方法を一つ、以下に紹介してみます。

■ 脈で「常」を知る

　皆さんは西洋医学の診断方法には比較的なじみがあるでしょう。西洋医学のさまざまな診断はいずれも標準値を参考として結果が出ます。この標準値が「常」となるわけです。西洋医学の標準値は、一般的な状況下における大勢の人の検査結果から得られたものであり、統計学的な結果です。その「常」は疫学に基づいており、多人数、大多数の状況に適したものです。

　しかし、「知常達変＝常を知ることで変化に至る」における「常」とは、西洋医学のそれとは違っていて、個人個人の「常」を指し、動的であり、また相対的なものです。個人差はあるものの、その人にとっては「恒常的」なものです。

　血管の望診の例を一つ挙げてみましょう。いったい、どのような血管を正常としたらよいでしょうか。太いほうが一般的なのか、細いほうが一般的なのか。盛り上がっている場合と平坦な場合ではどちらが一般的なのか。色は濃い場合と薄い場合とどちらが一般的なのか…。

　このような問いに対して答えることは簡単でもあり、難しくもあります。答えはたった一文字、中医学でいうところの「神」[4] があるかどうかです。

　確かに、常脈である血管は、人によって異なります。その形状は太いものも細いものもあり、色も濃いものや薄いものがあり、盛り上がっていたり、見つけにくかったりとさまざまです。けれども、およそ「神」のあるものは「常（正常）」であり、そうでないものは「動」であり、「変」であるといえます。「神」があるということが血管の「恒常性」を表すものであり、すべ

4）「神」は中医学における概念で、狭義には精神活動を、広義にはあるべき生命活動の総体の表れを指す。訳語としては、"WHO International standard terminologies on traditional medicine in the western pacific region" では、mind、spirit、vitality の三種類としている。

ての人のあらゆる状況において通用する「常」なのです。

　では、どのようにすれば、その「恒常」つまり「神がある」という状態を
理解し、体得できるのでしょうか。

　ここで、「常」に関する勉強を続ける前に、手の指先の敏感さの重要性に
関して強調しておきます。鍼灸の診療では、手指の敏感さがしばしば要求さ
れます。たとえば、後述する「16点法」や切経、刺鍼中の手技においてです。
「常」を頭で理解する方法はいくつもありますが、「常」を体得し、なおか
つ手の敏感度を高めるという一挙両得を望むのであれば、脈診法は一番の方
法といえるでしょう。さらに、脈診法に熱心な同好の士が非常に多いことを
考えれば、脈によって常を知ることは一挙三得といえるのです。

■ 寸口脈診を学ぶ

　さて、ここからは脈診法を学んでみましょう。

　まず姿勢を正しくして坐り、手のひらが自分の胸の側にくるようにして、
左腕の肘を曲げてください。それから右手を左手首の外側から巻きつけるよ
うにします。そのまま右手の中指を左手の母指根部から肘関節方向へ滑らせ
ると、骨が突起した部分に当たります。中指をそこに置き、その両脇にそれ
ぞれ人差し指と薬指を並べるように置きます。母指と小指は楽な位置に置い
てください。こうして手指の配置が決まったら、その配置を保ったまま、右
手の手掌を上に向け、両手を楽な位置に置いてください。3回ほど深呼吸し
て、静かに座ったままヨガの気分で心を静め、心から雑念を取り除いてくだ
さい。そして気持ちを指先に集中してください。脈の拍動が感じられるで
しょう（**図3-11、3-12**）。

　ここで練習するのは寸口脈法で、脈診法の中で最も一般的な方法です。

　寸口脈部を三つの部分に分けます。示指が当たる部分は身体上部と対応し
ており、「寸脈」と称されます。中指が当たる部分は身体中部と対応して
おり、「関脈」と称されます。薬指が当たる部分は身体下部と対応しており、
「尺脈」と称されます。

　脈診法について少し理解できたかと思います。

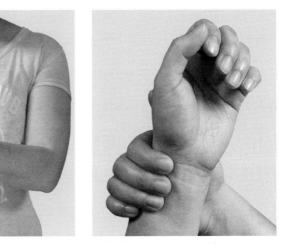

図3-11 脈診の姿勢　　　　図3-12 脈診の指の位置

　次に脈診の最も神秘的な部分に入っていきましょう。「恒常」とは何か、「知常達変」とは何かを、感じてみることにしましょう。

　まず、心を静めて下さい。全身をリラックスさせ指先の感覚に集中して下さい。波のように寄せては返す脈の往来が感じられます。このとき、心の中で念じてください。「不大不小（大きくもなく小さくもなく）、不快不慢（速くもなく遅くもなく）、不浮不沈（浮いておらず沈んでおらず）、緩和有力（やわらかで力がある）」と。

　生きている人であれば脈象の中に必ず、正常な部分があるはずです。その正常な部分が私たちの体得すべき「恒常」の脈で、つまり脈の中の「大きくも小さくもなく、速くも遅くもなく、浮いても沈んでもおらず、軟らかで力がある」部分です。心の中で「大きくも小さくもなく、速くも遅くもなく、浮いても沈んでもおらず、軟らかで力がある」と念じながら、指先の感覚に集中していると、脈がだんだん落ち着いてきて、だんだん軟らかくなってくることがわかるでしょうか。

　再度、心の中で「大きくも小さくもなく、速くも遅くもなく、浮いても沈んでもおらず、軟らかで力がある」と、何度も繰り返してください。そして指先の感覚に集中してください。これを何度も何度も繰り返してみて下さい。

「大きくも小さくもなく、速くも遅くもなく、浮いても沈んでもおらず、軟らかで力がある…」

夜の静かな時間帯に一人静かに坐り、反復して練習するのもよいでしょう。力加減を変えてみたり、違う指を使ってみたりしながら、常脈がどのようなものであるかを探る作業を続けてみて下さい。そしてそこにいつも含まれている変わらないものを感じ取って下さい。おそらく、最初はわかりにくくとも、ある日突然、それを体得できた、わかったと感じるときがきて、その後はもう完全に迷わなくなるでしょう。それが「一霊独覚すれば、衆謀に於いてせず＝自分にインスピレーションがひらめいたなら、それは他人に意見を聞かなくてもよい」[5] という境地に至ったということです。

知常（常を知ること）ができれば、達変（変化に至ること）ができるようになります。そして「変」があればそこに「病」があるというのが、「知常達変、是動則病」の意味なのです。

---

5) 原文は「一霊独覚、不於衆謀」。『素問』陰陽別論篇第七に「謹熟陰陽、無与衆謀＝謹んで陰陽に熟して、衆と与謀ること無かれ＝陰陽に熟達し、ほかの意見に惑わされないこと」とあるほか、『戦国策』趙策に「論至徳者、不和於俗、成大功者、不謀於衆」とある。

第四章

陰陽学説

是動則病が理解できれば、鍼灸学の半分は習得できたも同然です。それでもこのままでは一人前ではありません。真の医療者になりたいのであれば、さらなる学習を続ける必要があります。

中国伝統医学は、『易経』と切っても切れない関係にあり、その『易経』のエッセンスは「陰陽」にあります。「万丈の高楼も平地から起こる＝どんな高い建物も地面から築くものだ」のことわざにならい、本章では陰陽の学習から始めましょう。

【日本語訳】

　天下の人はみな、美は美であるということを知っているが、実はそれ
は醜いのだ。みな善が善であると知っているが、実はこれは不善なのだ。
そこで有無が生じ、難易の区別が成立し、長短の差が対比をなし、高下
は傾き、音声が調和すると同時に、前後の順ができるというわけだ。

■ 身のまわりにある陰陽の知恵

　高層ビルを建てるには必ず基礎が必要であるのと同様に、いかなる学問に
も、最も基礎となる理論があります。古典鍼灸学において最も基礎となる理
論は、疑う余地もなく陰陽学説でしょう。陰陽学説を抜きには古典鍼灸を語
ることはできません。

　「陰陽」の二文字をみて、普通の中国人が思いつくのは「陰陽先生(易者)」
のあやつる算命学・観相学(人相占い)・四柱推命といった占いの類や、さら
には「装神弄鬼＝神懸りになったふりをして人をだます」という言葉など、
神秘的で怪しげで、日常とはかけ離れた世界のイメージです。しかし、実際

---

1)『老子』第二章、原文は「天下皆知美之為美、斯悪已。皆知善之為善、斯不善已。故
　有無相生、難易相成、長短相形、高下相傾、音声相和、前後相随。…」王弼本は「形」
　を「較」に作るが、譚先生の原文と押韻に基づき、「形」のままとした。この部分は
　第九章でも引用される。

にはそんなことはありません。陰陽学説は、決して神秘的なものではなく、日常生活の中で、知らず知らずのうちに用いているものなのです。美醜・善悪・大小・長短・前後・左右・正誤・是非。これらの熟語はいずれも陰陽を表現しているものです。さらに、皆さんが毎日口にする「〜でない」「〜しない」という言い方は、陰陽学説のエッセンスを体現しているともいえます。それは対立概念によって「分ける」ということだからです。

　古代中国の人々は早くから、この世界を分けて考えることが可能であるということを深く理解していました。物事を分けることはすなわち「陰」「陽」を認識することであり、またいわゆる「太極から生じた両儀」について知るということです。そして、世界を認識するための最も単純な方法は何かという問いに対する答えが、まさにこの「陰陽」による認識の方法なのです。

　実際、コンピュータの発明は、陰陽学説の正しさを具体化して論証するものです。コンピュータの言語は二進数であり、0と1、つまりは陰と陽になります。0と1から形成された無数の組み合わせに対して演算を行うことで、コンピュータの中に高度な仮想現実を作り出せるまでになりました。

　中国は陰陽学説を重んじる国柄で、古代から現在まで変わらずに、至る所に陰陽の影響をみてとることができます。タイチーマーク・囲碁・書法・京劇のくまどり・龍鳳(龍と鳳凰の組み合わせは縁起物)と、数えあげればきりがありません。陰陽の観念は知らないうちに、私たちの心の奥底に深く刻み込まれており、血肉の中までしみ込んでいます。

　たとえば、珍しい動物はたくさんいるのに、なぜ、それらを押しのけてジャイアントパンダが国の宝となったのでしょう。その姿が愛くるしいというのはもちろん大きな要因の一つでしょうが、おそらく白と黒の二色であるという特徴が中国人の心の奥底にある陰陽観念と深くマッチしたということ

が、より大きな要因ではないかと思います。

　古代中国人は、世界の本質は陰陽の働きにあるということを洞察し、分析と総括を繰り返し、よりレベルの高いものへと昇華させ、さまざまな事物の根拠となり得る陰陽学説を形成し、永遠の経典たる『易経』を残しました。けれども、残念なことに、私たち後学の徒はそれをきちんと理解してはおらず、事物を陰陽に分けることにさえ苦労しています。

■ 活用するためのポイント

　「大道は簡潔でわかりやすく、迷うことはない。行先を知ることで、役立てることもできる」…中国でよく使われる言葉に「大道至簡＝大きな道ほど簡潔でわかりやすい」という言葉があります。簡単であるほど実用的で、有用で、使いやすいというのは、確かにそのとおりで、すでに検証し尽くされ、多くの人が身をもって感じていることでしょう。けれども、私たちが住むこの世界は非常に複雑です。その複雑な世界を、どうすれば簡単に理解できるのでしょうか。その答えが「陰陽学説」で、どんな難敵でも簡単に一刀両断してしまう、祖先が残してくれた知慧の剣なのです。

■ 一つを二つに – 繁雑から簡略へ

　世界が陰陽の運動の産物であるのならば、当然、私たちは陰陽の考え方で世界を認識し分析することができるはずです。陰陽の本質は分類することであり、しかも最も基本的な分類の形式を取っています。それは、一つを二つに分けるということです。どれだけ複雑な事物であっても、それを二つに分類することはできるでしょう。それこそが陰陽の実質的な用い方であり、分類と細分化を繰り返し行うことで、繁雑な事物をわかりやすくするのです。手に負えない問題に遭遇して、どこから手をつけてよいかわからないというときにこそ、一つを二つに分けるという知慧の剣を用いて、まず事物全体を大きく二つに切り分けることを試すのです。

　人体という非常に複雑なものを見るときに、古人は表と裏、臓と腑、経と

絡に分けるところから始めたのです。どれもまさに一つを二つに分けている
ではありませんか。

■ 一つを三つに – 中庸を得る

　中国は「中」を尊ぶ国柄です。「中」とはどのように生まれるのでしょう。
対になるものがあれば必ずそこに中が生じます。一つを二つに分けたときの
境界が中なのです。ですから、一つを三つに分けるということは、実際には
一つを二つに分けることの特殊な場合であるといえます（**図4-1**）。

　理論は実践から得られるものであり、実践は理論によって客観性を備える
ことができます。たとえば人相から身体の状態をおおまかにでも把握したい
という、いかにも複雑で難しそうな問題は、どのように扱えばよいのでしょ
うか。

　ここで、さきほどの考え方によって、一つを三つに切り分けるとしましょ
う。一つの顔全体を三分割するのです。

　もし上中下の三部分の比率のバランスが良ければ、身体の精気や神の分布
も、バランスが取れているということになります。もし額が普通の人より広
いのであれば、それは身体上部の精気や神の分布が充足しているということ
の表現であり、頭の回転が速い人に多くみられます。もし、下あごが普通の
人より短ければ、それは身体下部の精気や神の分布が不足しているというこ
との表現であり、多くの場合、身体下部の精気・神不足を示すような症状が
みられます。そのほかの場合も、同じように大まかに類推することができま

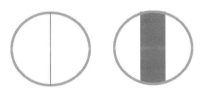

図4-1　一つの円の中間に一本のたて線を引くと、一つを二つに分けたことに
　　　　なる。中間に引いた線は左にも右にも属さない中間に位置している。
　　　　この中間を広くすれば一つを三つに分けたことになる。

す。

　陰陽学説の核心は応用にあります。理論を意識的に実践の中に取り込むことでその価値が表れるのです。インターネット上には陰陽に関する論述が氾濫していますが、その多くは理論を理論で説明しているだけの机上の空論であり、なかなか実質的な意味を見いだすまでには至っていません。

　陰陽の最も基本的な用い方は一つを二つに分けることです。古人は複雑な事物と相対したときには、まずは一つを二つに分けるところから始めたのです。そして、ときにはこの方法を繰り返し、何度か「一つを二つに分ける」ことによって、混沌として認識できない複雑な状態を打破してきたのです。

　人体は高度に複雑な一つのシステムです。その人体における疾病をどのように認識するか、疾病をどうやって治療するかということに、古人は常に陰陽学説を用いて対処してきたのです。

　複雑な事物に対して、単純に一つを二つに分けるという考え方を適用しただけで、事物に法則性が生まれ、多くの問題に対する答えがみえてくるのです。

　古代人はまず、人体に対しては「表」「裏」に分けるという作業を行いました。これにより人体の位置に関して法則性が備わったのです。同時に重要度に関する法則も見いだされ、表よりも裏のほうが重要であることになりました。表にしても、裏にしても、いずれもマクロ的なシステムであり、依然として高度に複雑な状態は続いています。

　そこで、次に、体表部位に対しては、さらに実際の人体にどのような特徴があるのかを観察し、その観察に基づいて「陰経」と「陽経」に分けました。また、時間的な問題に関しても陰陽学説を用いて、疾病の出現に関する内容を大きく二つに分けたのです。すなわち先天と後天、新病(急性病)と久病(慢性的な病)です。古代には遺伝子などというものはもちろん知られていませんでしたが、時間に関するこのような分類モデルがあることからも、古人が実践の中から、遺伝病の存在をしっかりと認識しており、しかもそれらに対するいくつかの解決方法をも見つけ出していたのではないかと考えられます。

　Tips：以下の内容は先人たちの説をまとめたもので、参考として紹介します。真に陰陽の精髄を理解している方であれば、読む必要はありません。「招無きは招有るに勝る＝無策の策」[2)] とでもいうべき境地に達するにまでには非常に長い時間が必要です。骨の髄まで理解するところに到達していないのであれば、まずは先人たちの経験を借用するのも、また賢い方法といえるのではないでしょうか。

■ 陰陽学説の基本内容

■ 一　陰陽の意味

　陰陽とは、一対の哲学的なカテゴリー(範疇)であり、互いに関連性のある事物・現象およびその属性に対する双極的な概括です。明代の著名な医家である張介賓(景岳)は、『類経』陰陽類で、陰陽の意味に関して次のように述べています。

　「陰陽なるもの、一を分けて二と為すなり。」[3)]

　「一を分けて二とする」とは陰陽学の本質に対する高度な概括・抽象化であり、陰陽学説の本質を示しているといえます。一を二に分ける過程で、陰陽学説は動的・外向き・上昇・温熱・明るい・無形の・興奮といった性質を陽に帰属させました。相対的に静的・内向き・下降・寒涼・暗い・有形の・抑制といった性質を陰に帰属させました。これらは事物の属性に関する基本的な法則です。一を二に分けることで、相反しながら対となる二種類の事物・現象およびその属性を示すことができるだけでなく、一つの事物内に存在する対立した二面性をも表すことができるのです。

---

2) 無招勝有招。
3) 『類経』巻二・陰陽類・陰陽応象の類注、「陰陽者、一分為二也。」『素問』陰陽応象大論篇の「陰陽者、天地之道也」相当部分である。

■ 二　陰陽の相互関係

　古人は不断の実践を通じて、陰と陽の相互関係を交感相錯・対立制約・互根互用・消長平衡・相互転化の五つの内容にまとめました。これら古代の知恵の結晶ともいえる内容をしっかり身につけたならば、複雑な事物をより簡単に認識するためのすばらしい手段となることでしょう。

1．陰陽の交感相錯

　陰陽の交感相錯とは、陰の気と陽の気が運動するなかで、互いに呼び合い交わり合うことで、要するに陰陽間の相互作用のことです。いかなる事物や現象にも、陰と陽に対応する二面性があり、陰陽同士の相互作用が備わっています。この相互作用は自然界において万物が発生・発展・運動といった変化をする上での前提となるものです。

　すでに先秦時代には、荀子が「天地合して万物生ず、陰陽接して変化起く」[4] と述べ、『素問』天元紀大論篇もまた「陰陽相い錯りて、変由りて生ずるなり」[5] と述べています。これらの文にある「合」・「接」・「錯」といった文字には相互作用の意味が含まれています。自然界における万物の誕生や変化は、天の陽気と地の陰気の交感相錯によって成り立っています。つまり、天の陽気が下降し、地の陰気が上昇するという相互発生の作用が前提となっており、まさに『素問』天元紀大論篇に「天に在りては気となり、地に在りては形と成り、形と気と相い感じて万物を化生す」[6] というとおりです。

　人類の生命もまた陰陽の交感相錯を根源としています。『易経』繋辞伝が「男女精を構わせて、万物化生す」[7] と述べているように、新しい生命が男女の交わりを起源としているというだけでなく、生命が生まれてから死ぬまでのすべての過程において、陰陽両面による相互作用と相互関係とに依存し

4）『荀子』礼論「天地合而万物生、陰陽接而変化起。」
5）原文は「陰陽相錯、而変由生也。」
6）原文は「在天為気、在地成形、形気相感、而化生万物矣。」
7）原文は「天地絪縕、万物化醇。男女構精、万物化生。」

ているのです。

　陰陽の交感相錯とは、陰陽の絶え間ない相互作用の概括です。陰陽が絶えず互いに作用しあうことによって初めて、次の段階の、対立制約・互根互用・消長平衡・相互転化といった特性や傾向が現れるのです。つまり、陰陽の交感相錯とは、陰陽間におけるあらゆる運動変化の前提ともいえるのです。

2. 陰陽の対立制約

　陰陽の対立制約とは、互いに関連し合っている陰陽の双方に互いに異なる部分があり、互いに争い、互いに抑制し合い、互いに排斥し合う関係が成立することです。

　陰陽の対立関係は、宇宙の中に普遍的に存在する法則です。いかなる事物あるいは現象にも、必ず陰陽二つの面が存在します。そして、この二つの面にはつねに差異があり、対抗・抑制・排斥という関係にある場合があります。これを陰陽の対立抑制といいますが、これには二つの面があります。

　一つは陰と陽は、互いに相反する性質を持っていて、両者にはわかりやすい違いがあるということです。上と下、天と地、内と外、気と血などの例は、両者が相反する性質を持っていることを示します。もう一つは、互いに相反する性質を有すると同時に、互いに相手を制約し、排斥する傾向がある場合があることです。これによって一方が強ければもう一方が弱いといった状態が現れます。たとえば寒と熱、動と静などのあいだには、必ず互いに争い、互いに制約する関係が存在しています。

　自然界の季節・気候の変化を例にすると、『素問』脈要精微論篇に「是の故に冬至四十五日にして、陽気微かに上り、陰気微かに下る。夏至四十五日にして、陰気微かに上り、陽気微かに下る」[8]とあります。ここにある「四十五日」とは冬至から立春あるいは夏至から立秋までを指しています。陽気は冬至に芽生えますので、冬至から立春までの間は陽気が次第に上昇し、陰気が次第に下降します。夏季は陽気が最も盛んになる季節であり、この時

---

8) 原文は「是故冬至四十五日、陽気微上、陰気微下、夏至四十五日、陰気微上、陽気微下。」

期、陰気は伏蔵して隠れています。夏至に陰気が芽生えると、夏至から立秋にかけては陰気が次第に上昇し、陽気が次第に下降します。冬季は陰気が最も盛んになる季節であり、陽気は伏蔵しています。こうした循環が毎年繰り返されるのです。

　陰陽双方の相互制約は「過ぎたる」でも「及ばざる」でもいけません。相互制約の「過ぎたる」や「及ばざる」があると、陰陽の動態バランスがくずれ、人体においては疾病発生の引き金となるからです。もし陰陽のいずれか一方が盛んになりすぎると、もう一方を過度に制約し、不足の状態にまで至らせてしまいます。『素問』陰陽応象大論篇に「陰勝れば則ち陽病み、陽勝れば則ち陰病む」[9] とあります。もし陰陽双方のいずれか一方が過度に虚弱になってしまうと、もう一方を制限することができず、相対的に相手が過剰に盛んな状態になってしまいます。中医でよく耳にする「陽虚すれば則ち寒ゆ」「陰虚すれば則ち熱す」という言葉の意味はこれなのです。

3. 陰陽の互根互用

　陰陽の互根互用とは、互いに対立している陰陽の双方が互いに相手に依存し、相手を含み、相手に養われ、互いを根源とする関係を指します。このような関係は、具体的に以下の三つとなって現れます。

(1) 陰陽互根

　陰陽は互いに依存しあっており、もう一方が存在することが自分が存在する上での前提条件です。どちらも独立して存在することはできません。たとえば上は陽、下は陰に属しますが、上という概念がなければ、下という概念も存在せず、下という概念がなければ上という概念も存在しません。寒は陰、熱は陽に属しますが、寒という概念がなければ、熱という概念も存在しませんし、逆もまたしかりです。これらはいずれも陽が陰に依存し、陰が陽に依存しているということを説明するものです。

(2) 陰陽互蔵

　対立しあう陰陽双方の一方は必ずもう一方を含んでいます。つまり陽の中には陰が含まれており、陰の中には陽が含まれているのです。宇宙に存在す

---

9) 原文は「陰勝則陽病、陽勝則陰病。」

るいかなる事物も、陰と陽両方の成分と方向性を含んでいます。『類経』運気類で、張介賓は「天 本 陽なり、然るに陽中に陰あり。地 本 陰なり、然るに陰中に陽あり。此れ陰陽互蔵の道なり」[10] と述べています。

　陰陽互蔵の道理に基づくと、事物と現象における陰陽の属性は絶対的なものではないことがわかります。陽に属する事物が純粋に陽のみで、まったく陰を含んでいないということはありませんし、陰に属する事物が純粋に陰のみで、まったく陽を含んでいないということもありません。一般的には事物の属性を表す成分が、その事物においては絶対的に大きな比率を占め、なおかつ顕著に現れることとなります。一方、その事物に含まれ内部の現象として顕著には現れない成分が占める比率は小さいものとなりますので、事物の属性を表すことはできませんが、それらも重要な調節作用を担っているのです。

(3) 陰陽互用

　陰陽は相互に依存しあっているという原則の上に、互いに基となって生成しあい、促進しあい、助長しあっています。たとえば雨雲の形成の過程は自然界の陰陽互用の関係をよく体現しています。『素問』陰陽応象大論篇にある「地気(陰に属する地面の水蒸気)上れば雲と為る」という過程は陽熱の気の蒸化の力を借りており、「天気(陽に属する空中の水蒸気)下りて雨と為る」[11] という過程は陰寒の気の凝聚の力を必要としています。つまり、雲と雨は天気と地気の往復循環の過程で形成されるものであり、陰陽が互いに相手を促進し、相手を利用しているという過程であることがわかります。

　このような特徴を、張介賓は『質疑録』で「陰は陽がなくてはいけない、陽は陰がなくてはいけない」[12] と述べています。人体の興奮(陽に属する)と抑制(陰に属する)の過程も同様です。正常な興奮は充分な抑制の上で成り立っているのです。十分な睡眠をとらないと、仕事も勉強もはかどりません。

---

10)『類経』巻二十三・天元紀「天有陰陽、地亦有陰陽、故陽中有陰、陰中有陽」の類注。「天本陽也、然陽中有陰、地本陰也、然陰中有陽，此陰陽互蔵之道。」当該部分は『素問』天元紀大論篇第六十六。
11)『素問』陰陽応象大論篇第五「地気上為雲、天気下為雨。」
12) 原文は『質疑録』「論苦寒補陰之誤」の「陰不可無陽、陽不可無陰。」

反対に充分な興奮があることによって有効な抑制が働くようになるため、仕事や勉強が充実していれば、ぐっすり眠れるというのは、まさにそういうことなのです。

4. 陰陽の消長平衡

　陰陽の消長平衡とは、対立互根の関係にある陰陽双方が絶えず増長と消滅という運動変化を繰り返し、なおかつ消長運動の過程において互いに動的平衡状態を保っていることを指します。

　陰陽の消長は、具体的には次の二種類の変化がみられます。一つめは対立制約関係に基づく消長、つまりこちらが盛んになれば相手が衰え、こちらが衰えれば相手が盛んになるという変化です。二つめは互根互用関係に基づく消長、つまりこちらが盛んになれば相手も盛んになり、こちらが衰えれば相手も衰えるという変化です。

⑴ 相互の消長関係

　陰陽は互いに対立・制約しあっており、一方が増長すると、もう一方が制約を受けて消滅します。つまり陰陽には、こちらが長じれば相手が衰え、相手が長じればこちらが衰えるという関係があります。

　四季の気候変化を例にとると、冬から春になり夏に至る際に、気候は寒冷から次第に暖かくなり暑熱へと変化していきます。これは陽長陰消の過程です。夏至から秋になり冬に至る際、気候は暑熱から次第に涼しくなり、寒冷へと変化していきます。これは陰長陽消の過程ですが、朝昼夜という一日の変化、およびそれにともなう人体の生理機能の変化もまた同様です。昼間は陽気が盛んで陰気が衰えており、人体の生理機能も興奮がメインとなりますが、夜間には陰気が盛んで陽気が衰え、人体の生理機能は抑制がメインとなります。つまり対立制約のある関係に基づく消長においては、一方の消衰が必ずもう一方の長盛をともない、あるいは一方の長盛が必ずもう一方の消衰をともなうということになります。

⑵ 互根互用に基づく消長関係

　陰陽は互いに互根・互用の関係にあり、一方が増長すると、もう一方を促進・助長し、これによりもう一方も増長します。つまり陰陽には、一方が長じればもう一方も長じ、一方が衰えればもう一方も衰えるという関係もある

のです。

　気血の関係を例にとると、気は陽、血は陰に属します。生理状態において
は、気は血を生じ、血を運行させ、血を固摂することから、血液の生成を促
進し、血液の正常な運行を維持しています。血は気を載せ、気を養うことか
ら、血が充実していると気が生理機能を十分に発揮することができるのです。
病理においては、気虚により血を生じることができないと血虚を引き起こし
ます。血虚により気を養うことができないとさらなる気虚を引き起こし、最
終的には気血両虚となります。

　これらは、生理状態における気血の関係が互根互用に基づく「長」の変化
であり、病理状態における気血の関係は互根互用に基づく「消」の変化の例
ということができます。

5. 陰陽の相互転化

　陰陽の相互転化とは、互いに対立している陰陽が、ある一定の条件のもと、
それぞれが自己と反対の性質に転化する、つまり陰は陽に、陽は陰に転化し
得ることを指しています。

　前述しましたが、陰も陽も、もともとお互いに相手を含んでおり、相手を
根源としています。陰の中には陽が、陽の中には陰がそれぞれ含まれており、
つまり双方は互いに対立面に転化しうる要素を含んでいるのです。したがっ
て、一定の条件の下で事物内の陰と陽の比率や立場が逆転すると、その事物
の陰陽の属性も転化し得ます。

　陰陽の転化は、陰陽の基本的な運動形式の一種でもあります。絶え間ない
消長運動の過程で起こるもので、つまり陰陽消長は陰陽転化の基礎であると
いえます。陰陽消長が量的変化の過程であるならば、陰陽転化は量的変化と
いう原則の上に成り立つ質的変化なのです。したがって陰陽の相互転化は、
一般的には消長運動における極限状態で起こる変化で、これがいわゆる「物
極まれば必ず反す＝ものごとは極まると必ず逆転する」[13] ということです。

　陰陽の相互転化という現象は、普遍的に存在するものです。自然界におけ

---

13)『鶡冠子』還流に「物極則反、命曰還流」、『淮南子』泰族訓に「天地之道、極則反、
　　盈則損。」とある。

る「日中すれば則ち昃き、月盈つれば則ち食く＝日が中天に上ればつぎには傾く。月が満ちればやがては欠ける」[14] や、夏の暑さが最も盛んになるとやがては涼しくなり、冬の寒さが極限に達すると次には暖かくなってくるといった現象は、私たちが最もよく目にする陰陽転化の現れです。

このように事物がある一定の度合いまで発展し、ターニングポイントに達すると、もともとの性質とは反対の性質に転化することを相互転化といいます。

さて、これまでの内容をまとめると、陰陽における、交感相錯・対立制約・互根互用・消長平衡・相互転化とは、陰陽間の相互関係および運動法則をそれぞれ異なる角度からみたものであり、陰陽間の対立統一関係を表したものということができます（**図4-2**）。

陰陽は互いに切り離すことができない、互いに関連し合い、影響を及ぼし合う関係にあります。陰陽の交感相錯とは事物の発生・発展・変化の根本的な原因であり、陰陽のほかの四つの関係性を成り立たせている前提です。陰陽の対立制約と互根互用は、事物間の互いに相手と反発し合いながら互いに相手を成り立たせているという関係を説明しています。この関係によって陰と陽のバランスが取れた状態を自ら調節・維持・回復するような能力として構築されているのです。陰陽の消長と転化は陰陽の運動を表すもので、消長は陰陽対立制約・互根互用という基礎の上に成り立つ量的変化の過程であり、転化はその量的変化という原則の上に成り立っている質的変化とみることができるのです。

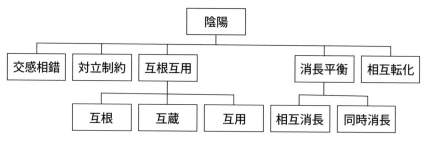

図4-2　陰陽の諸相

14）『易経』豊卦・象辞「日中則昃、月盈則食。」とある。

第五章

経絡学説

　　皆さんは「もし自分が伝説の皇帝・伏羲の時代にタイムスリップしたらどうなるか」なんてことを考えたことがありませんか。

　　当時はまだ医学知識と呼べるようなものはなく、医者もいませんでした。あるのは太陽と月の運行、人は生まれて、老いて、病んで、死ぬということだけです。それではあまりにも哀れだと思ったあなたは、なんとかして人体の神秘を探求し、人々の苦痛を楽にしてあげようとするでしょう。今、あなたには医学の始祖となるチャンスが到来しているのです。

　　私が教えている愛すべき学生たちに「もし医学の始祖になるとしたら、人体をどのように診ますか。どのように区分けしますか」と問いかけると、勇気ある学生が「まず人は肉体と精神に分けられます」と答えます。

　　ここでは問題を肉体に関する内容だけに限定します。答えを用意することを急ぐ必要はありません。もしかしたら、医学の始祖として、偶然にも経絡を発見するのは、あなたなのかもしれないのですから。

世間には「汗牛充棟」という表現がぴったりなほど、経絡に関する書籍があふれています。けれども、そうした本を読んで本当に経絡を理解し、経絡を用いて診断や治療を行うことができる人がどれだけいるでしょうか。友人たちに聞いた結果、一つだけはっきりしたのは、経絡系統の全体は複雑すぎて、とても覚えられないということでした。私はものぐさな人間なので、古人の「大道至簡」の考えに習い、複雑な険しい道は避け、経絡についても簡素化して考えたいと思います。

> **Tips**：経絡系統の主体をなす経脈の考え方は、本来あまり難しいものではありません。おおむね一つの身体を十二分し、二分法をたくみに用いて陰陽に分けた後に、それぞれ三分割したものであり、それが経脈のすべてです。どの関節を通り、どこに始まりどこに終わるのか、どの感覚器官と関連するのか、どの臓腑につながるのか。これらを鎖で真珠をつなぐように考えていきます。

■ 十二経脈の分布

経脈が身体のどのあたりに分布しているのかを覚えるのに必要なのは、簡単な公式と簡単な口訣（＝覚えておきたい決まり文句）だけです。

その公式は「2 × 2 × 3=12」で、決まり文句は「陽明・太陰は前に在り、少陽・厥陰は中に在り、太陽・少陰は後に在り」です。

公式の「2 × 2 × 3=12」が何を意味するかというと、まず一つの人体を2つに分け、それをさらに2つに分け、さらに3つに分けることで、最終的に全部で12本ある経脈の配置が完成するということです。

具体的にどのように配置されているのかを以下に説明しましょう。

まず直立の姿勢で、両手を自然に下垂させ、手掌面を体幹側に向けます。ここで体の周りを小さな太陽が回っていると想像してください。そして、身体のどの部分が太陽に照らされ、どの部分が照らされていないかを考えてみてください。身体のほとんどの部分は太陽の光に照らされているもの

の、上肢の内側面と下肢の内側面および足底だけは照らされていないことがわかります。ここで太陽に照らされる部分と照らされない部分とを区別するのが、最初の「一つを二つに分ける」です。太陽に照らされない部分は陰経、太陽に照らされる部分は陽経が配置される部位となります。つまり上肢の内側・下肢の内側・足底といった領域は陰経の領域となり、そのほかの領域はすべて陽経の領域ということになります（**図5-1，5-2，5-3**）。

　次の「一つを二つに分ける」は、上肢と下肢を区別することです。上肢の経脈は「手の経脈」となり、下肢の経脈は「足の経脈」となります。後に私たちは、同じ名の上下の陽経の関連がとても密接なことを学ぶことになります。頭部・頸部・体幹部は、手足の陽経の配置に入ります。

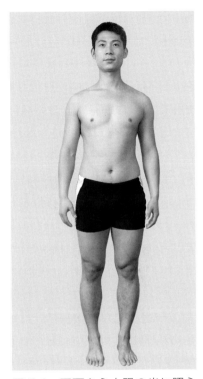

図5-1　正面から太陽の光に照らされたときに、光があたらないのは身体のどの部分でしょう。

　次に行うのが「一つを三つに分ける」です。上肢を自然に下垂させ、手掌面を体幹側に向け、手の母指が前方に位置する姿勢を取ります。ここで上肢内側面を前・中・後に三等分し、三本の陰経にそれぞれを対応させます。上肢外側も前・中・後に三等分し、三本の陽経にそれぞれを対応させます。手掌を自然に下に垂らした姿勢では内側面を写真に示すことができないので、代わりに上肢を外展、挙上させて写真に示しました（**図5-4**）。この写真で上肢を上・中・下に三等分すれば、ちょうど前・中・後に三等分したのと同じことになります。以上で、上肢の六本の経脈の配置が完了したことになります。

　次に下肢の経脈の配置をみてみましょう。まず陽経ですが、さきほどと同

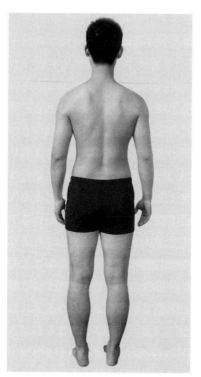

図 5-2　後方から太陽の光に照らされているとき、光があたる部分はすべて陽経に属します。

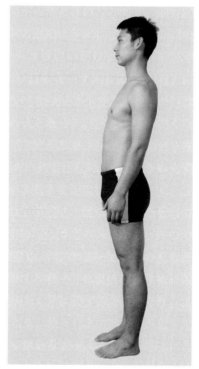

図 5-3　側方から太陽の光に照らされているとき、光があたらない部分はすべて陰経に属します。

じように太陽に照らされている部位を前・中・後の三つの領域に分けます。ここでいう「中」とは、実際には外側面に当たります。次に陰経をみてみましょう。下肢の内側面を前・中・後に三等分し、三本の陰経にそれぞれ対応させます。最後に残った頭・頸部と体幹部位もまた前・中・後三つの領域に分けます。この「中」とは実際には左右の外側面に当たります。頭・頸部と体幹部ではすべての部位が太陽に照らされているので、すべて陽経に属することになります。したがって、それぞれ三本の陽経に対応させます。

　以上が、公式 $12 = 2 \times 2 \times 3$ の具体的な内容です。経脈配置の公式は覚えられたでしょうか。公式によって分配が終わったら、次に決まり文句を紹

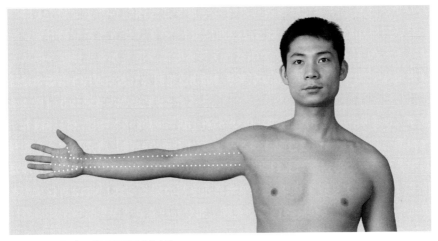

図 5-4　上肢の経脈配置（皮部）

介しましょう。

　「陽明・太陽は前に在り、少陽・厥陰は中に在り、太陽・少陰は後ろに在り。」

　この決まり文句の意味は、陽経領域の前面部はすべて陽明経で、中間部（実際には陽経領域の外側面）は少陽経で、陽経領域の後面部はすべて太陽経である、ということです。さらに、陰経領域の前1／3部分は太陰経、中1／3部分は厥陰経、後1／3は少陰経ということです。

　ただし、ここで注意すべきことは、膝関節以下の陰経にはこの法則は当てはまらないということです。膝関節以下の3本の足の陰経の配置は厥陰が前、太陰が中、少陰が後となります（図 5-5）。

　最後に、上肢の経脈には、名前に冠して「手の」がつき、下肢の経脈には名前の頭に「足の」がつきます。頭・頸部、体幹部の経脈には「手の」「足の」はつかず、ただの陽明経、少陽経、太陽経となります。

　もう一つ、とても大事なことがあります。それは手の指と足の趾がどの経脈に属するのかということです。図 5-6、図 5-7 のように、手の母指は手の太陰経に属します。人差し指は手の陽明経、中指は手の厥陰経、薬指は

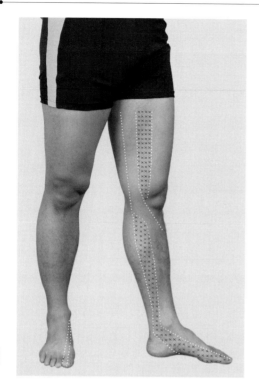

図5-5　足の三陰経の配置

手の少陽経、小指の橈側1／2は手の少陰経に属し、尺側1／2は手の太陽経に属します。足の母指は内側1／2が足の太陰経に属し、外側1／2は足の厥陰経に属します。足の第2・第3指は足の陽明経に属し、第4指は足の少陽経に属します。足の小指は足の太陽経に属し、足底部は足の少陰経に属します。

　このほかに、もう一つ特殊な例があります。それは頭頂部が陽経に属するのではなく、足の厥陰経に属するということです。なぜかは聞かないでください。実を言うと私にもわからないのです。古人はそ

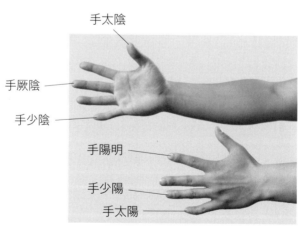

図5-6　手指の経絡配置

のように規定しており、実際に臨床を
しているとそれが正しいということが
わかるとしか言いようがありません。
もし、あなたがいつかその理由を解明
できたなら、ぜひ、私に教えてくださ
い。

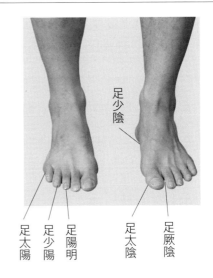

図 5-7　足指の経絡配置

■ 十二経脈の関係

　十二経脈の配置がわかったら、次に
経脈間の関係を理解する必要がありま
す。古典鍼灸にみられる十二経脈の関
係には、基本的には以下の三種類があ
ります。

■ 表裏関係

　古人は経脈の配置および機能上の相関性をもとに、相対する部位に位置す
る経脈同士を「表裏経」と称しました（**表 5-1**）。
　たとえば手の陽明経と手の太陰経は表裏関係にあり、手の少陽経と手の厥
陰経、手の太陽経と手の少陰経もそれぞれ表裏関係にあります。手の経の表
裏関係と同様に、足の陽明経と足の太陰経も表裏関係にあり、足の少陽経と
足の厥陰経、足の太陽経と足の少陰経もそれぞれ表裏関係にあります。

表 5-1　経脈の表裏関係

表	手の陽明経	手の少陽経	手の太陽経	足の陽明経	足の少陽経	足の太陽経
裏	手の太陰経	手の厥陰経	手の少陰経	足の太陰経	足の厥陰経	足の少陰経

「表裏経」とは夫婦のようなもので、中国のことわざにいう「一栄倶栄、一損倶損＝一方が栄えれば双方ともに栄え、一方が損なわれると双方ともに損なわれる」という関係にあります。

非常に興味深いのは、表裏関係においては陽経よりも陰経のほうがより重要であるという点です。臨床ではよくみられることですが、陰経に問題が現れた場合は、その陰経と表裏関係にある陽経にも必ず問題が現れます。一方陽経に問題が現れた場合は、その陽経と表裏関係にある陰経にも問題が現れるとは限らないのです。陽経は実際のところ、表裏関係にある陰経に従属する存在であるということができます。『素問』に「陰は内に在りて、陽の守なり。陽は外に在りて、陰の使いなり」[1] とあるとおりです。

■ 同名経相通関係

十二経脈には手と足で同じ名前の経脈(たとえば手の少陽と足の少陽、手の太陰と足の太陰というように)があることに、すでにお気づきかと思います。

同名の経の中では、同名の陽経同士の関係がより密接です。ですから実際の臨床では手の陽明と足の陽明を「陽明」、手の少陽と足の少陽を「少陽」、手の太陽と足の太陽を「太陽」と称することが多いのです。

同名の陰経の関係は、陽経と比較するならば、それほど密接ではありません。ですが、同名の陰経は機能が似通っていることが多く、互いに影響を及ぼしあうこともよくあります。

■ 五行関係

十二経脈には、古典鍼灸において、もう一つの関係が存在しています。それは「五行関係」と称されている、互いに制約しバランスを取りあっている関係です。

---

1) 『素問』陰陽応象大論篇第五に「陰在内、陽之守也、陽在外、陰之使也。」とある。

五行関係は、身体がそれ自身のバランスを維持するための最も重要な仕組みなのですが、前述の関係性に比べると、少し複雑な内容となります。本書はあくまで初心者向けに書いたものですので、五行関係のような難しい内容に関しては割愛します。

■ 経絡と臓腑の関係

古人は「経脈は内に臓腑に属し、外に肢節に絡う」[2]といいました。つまり、経脈は身体内部では臓腑と、身体外表部では四肢・関節と連絡しているということです。このうち「肢節と外絡する」に関してはすでに詳しく述べました。

では、臓腑と経脈は、体内でどのように関係しているのでしょうか。

すべての経脈とすべての臓腑は、互いに関係しあっているということができます。ただし、関係性の中にも疎遠な関係と緊密な関係があります。そしてすべての経脈に緊密な関係にある臓腑があります。これはたとえば、会社のなかで異なる部門同士の関係が疎遠であったり緊密であったりするようなものです。

ここで、覚えやすくするために、経脈を大きく太陰・厥陰・少陰という三つの系統に分けます。

経脈系統は現代医学における身体の系統と、ほぼ1対1で対応させることができます。

太陰の系統は、現代医学における呼吸・消化器系に相当します。

そのうち手の太陰系統(手の陽明を含む)は呼吸器系に相当し、鼻・咽・喉・気管・気管支・肺などの器官を含みます。

足の太陰系統(足の陽明を含む)は消化器系に相当し、口・舌・咽・食道・胃・小腸・大腸・盲腸・直腸などの器官を含みます。

2) 原文は『霊枢』海論第三十三の「…夫十二經脉者、內屬于府蔵、外絡于肢節、夫子乃合之于四海乎。」

ここで気がつかれた方もおられるのではないでしょうか。

　手の太陰系統も足の太陰系統も、いずれも体外から直接何かを取り入れる作業を行っている体腔内の器官を含んでいます。まさにこのような解剖学的特徴があるために、外部環境が変化したときには太陰系統の疾患が起こりやすいのです。

　厥陰の系統は、心血管系統、肝胆系統、感情系統に相当します。

　手の厥陰（手の少陽を含む）は心血管系統に相当し、心臓・大動脈・大静脈・末梢血管を含みます。同時に人の情緒とも密接に関連しています。

　足の厥陰（足の少陽を含む）は肝胆系統に相当し、肝臓・胆嚢およびその付属構器官を含みます。足の厥陰もまた人の情緒と密接に関連しています。

　現代のように、何事もハイスピードな社会において、人々は意識的あるいは無意識的にテンポの速い生活を送り、常に精神的に緊張した状態にあります。そのため現代人に最も多くみられるのが、厥陰系統の問題なのです。

　少陰の系統は心臓と生殖泌尿系統に相当します。

　手の少陰（手の太陽を含む）は心臓に相当し、主にバイオリズムをコントロールし、脳とも関連しています。

　足の少陰（足の太陽を含む）は泌尿生殖系統に相当し、腎・尿管・膀胱・副腎・前立腺・生殖器などの器官を含みます。

　少陰系統の最大の特徴は、生命の継続を維持していることです。個体としての生命の維持のみならず、後代へ生命をつなぎ、種を繁栄させるために最も重要な部分です。そのためか、少陰に病変が起こると、回復させるのが難しく、鍼灸治療の場合でも、ほかの系統に比べて時間がかかることが多いのです。

　注意していただきたいのは、前述のような、経脈系統と現代医学との対応は、あくまで理解しやすくするための簡略的なものであり、私の個人的な理解を基にしたものにすぎないということです。私たちは少ない経験をもって科学的な実証とすべきではないということを知っています。経脈と各器官や各組織との関係を完全に理解するためには科学的な検証が不可欠です。けれども実践に役立てるという面からいえば、こうした経脈と臓器の簡略的な関連付けを大まかに理解しておくことは、非常に大きな意味があるといえるでしょう。

余力のある方は、169頁からの付録一「十二経脈の詳細解説」を参考にして、古典がもともと経脈に対してどのような論述を行っているのかをみてください。

■ 問診のテクニック

　第三章「是動則病」で、鍼灸の診断には、望診・問診・切診の三種類があることは述べました。このうち「是動則病の解読」の部分で詳しく紹介しましたが、問診と切診に関してはあまり触れませんでした。これは、問診と切診を行う上で、経脈に対する理解が不可欠であるためです。ですから、経脈の基本的な知識を学び終えた今、やっと、問診と切診に関する話をすることができます。

　鍼灸の問診において重要なのは「経脈定位」、すなわち病変がどの経脈にあるのかを診断することです。病気になると、一般的には何らかの症状が現れます。人はこの症状があるからこそ病院に行くのです。そして鍼灸治療家もまた、そうした症状を根拠にすることで正確な診断を行うことができます。

　鍼灸の診断においては、患者の症状をすべて経脈に当てはめる必要があります。たとえば頭痛の場合、もし単に「頭が痛い」というだけであれば、鍼灸治療家は治療方針が立てられません。たとえばそれが偏頭痛だというのなら、重要な情報が提供されたことになります。頭痛はどの経脈上にも現れうる症状なのですが、側頭部痛（偏頭痛）であった場合は少陽経の問題である可能性が高いからです。

　同じように後頭部痛であれば太陽経の、前頭部痛であれば陽明経の、頭頂部痛であれば足の厥陰経の病変である可能性が高いということになります。では、頭全体が痛いという患者さんが来た場合はどうしたらよいでしょうか。

　実際、頭痛が現れたとき、決まって頭全体が痛くなることが多いという人は確かにいるのです。そういうときは、最初に痛くなったのは頭のどのあたりか、あるいはどの頭のどのあたりが最も痛いのかを聞き、症状をいずれかの経脈上に帰属させる必要があるのです。

　鍼灸の問診に関するもう一つの要点として随伴症状があります。まず次

ページの『素問』欬論篇の例をみてください。

【書き下し文】

岐伯対えて曰く、「五蔵六府は皆 人をして咳せしむ。独り肺のみに非ざるなり」と。帝曰く、「願わくは其の状を聞かん。（中略）何を以て之を異にするや」と。岐伯曰く、「肺咳の状は、咳して喘息すれば音あり、甚だしければ則ち唾血す。心咳の状は、咳すれば則ち心痛み、喉中介介として梗状の如く、甚だしければ則ち咽 腫れ喉 痺す。肝咳の状は、咳すれば則ち両脇下痛み、甚だしければ則ち以て転ずるべからず。転ずれば則ち両脇下満す。脾咳の状は、咳すれば則ち右脇下痛み、陰陰として肩背に引き、甚だしければ則ち以て動ずるべからずして、動ずれば則ち咳 劇す。腎咳の状は、咳すれば則ち腰背相い引きて痛み、甚だしければ則ち咳涎す」と。

帝曰く、「六腑の咳はいかん。安くの所に病を受くるや」と。岐伯曰く、「五蔵の久しく咳すれば、乃ち六府に移るなり。脾 咳して已まざれば、則ち胃これを受く。胃咳の状は、咳して嘔し、嘔すること甚だしければ則ち長虫出ず。肝 咳して已まざれば、則ち胆これを受く。胆咳の状は、咳して胆汁を嘔す。肺 咳して已まざれば、則ち大腸これを受く。大腸咳の状は、咳して遺失す。心 咳して已まざれば、則ち小腸これを受く。小腸咳の状は、咳して失気し、気と咳とを俱に失す。腎咳して已まざれば、則ち膀胱これを受く。膀胱咳の状は、咳して遺溺す。久しく咳して已まざれば、則ち三焦これを受く。三焦咳の状は、咳して腹満し、食欲するを欲せず。此れ皆な胃に聚り、肺に関し、人をして涕唾多くして、面 浮腫し、気 逆せしむるなり」と。[3]

【日本語訳】

岐伯が黄帝にお答えした。「五臓六腑は、いずれも人に咳嗽の症状を起こさせます。単に肺のみが咳嗽を起こすのではありません」と。黄帝は「どうか、五臓それぞれの咳嗽の症状を聞かせてほしい。（中略）どのようにして区別するのか」とたずねた。岐伯がお答えした。「肺咳の症

状は、咳とともに呼吸困難になり、喘鳴もあり、甚だしいときには喀血することもあります。心咳の症状は、咳をすると胸が痛み、のどに何か硬いものがつまったような感じがあり、甚だしいときにはのどが腫れて喉痺(扁桃炎)となります。肝咳の症状は、咳をすると両側の脇の下が痛み、甚だしいときには寝返りも打てなくなり、寝返りを打てば両側の脇の下が脹満(はれぼったくなる)します。脾咳の症状は、咳をすると右の脇腹が痛み、しくしくと肩背のほうに引きつって痛み、甚だしいときには動けなくなるほどです。腎咳の症状は、咳とともに腰背が引きつったように痛み、甚だしいときには痰涎(痰やよだれ)を吐きます」と。

黄帝がたずねた。「六腑の咳はどうであろうか。どういうところに病を受けるのであろうか」と。岐伯がお答えした。「五臓が長く咳を病むと、六腑に伝わって病が起きます。たとえば、脾咳が治らなければ、胃に伝わり胃咳となります。胃咳の症状は、咳をして嘔吐し、嘔吐が激しければ蛔虫を吐くことがあります。肝咳が治らなければ胆に伝わります。胆咳の症状は、咳をして胆汁を吐きます。肺咳が治らなければ、大腸に伝わります。大腸咳の症状は、咳をして脱糞します。心咳が治らなければ、小腸に伝わります。小腸咳の症状は、咳をして放屁し、噫気(げっぷ)と放屁が両方出ます。腎咳が治らなければ、膀胱に伝わります。膀胱咳の症状は、咳をして遺尿があります。

これら咳の症状が長く続くようであれば、三焦咳となります。三焦咳の症状は、咳をして腹満し、食欲がなくなります。

上記のすべての咳の症状は、みな胃に集まって肺に影響し、痰が増え、

---

3) 『素問』欬論篇第三十八に「岐伯対曰、五蔵六府、皆令人欬。非独肺也。帝曰、願聞其状。…帝曰、何以異之。岐伯曰、肺欬之状、欬而喘息有音、甚則唾血。心欬之状、欬則心痛、喉中介介如梗状、甚則咽腫喉痺。肝欬之状、欬則両脇下痛、甚則不可以転。転則両胠下満。脾欬之状、欬則右脇下痛、陰陰引肩背、甚則不可以動、動則欬劇。腎欬之状、欬則腰背相引而痛、甚則欬涎。帝曰、六府之欬、奈何。安所受病。岐伯曰、五蔵之久欬、乃移於六府。脾欬不已、則胃受之。胃欬之状、欬而嘔、嘔甚則長蟲出。肝欬不已、則胆受之。胆欬之状、欬嘔胆汁。肺欬不已、則大腸受之。大腸欬状、欬而遺失。心欬不已、則小腸受之。小腸欬状、欬而失気、気與欬俱失。腎欬不已、則膀胱受之。膀胱欬状、欬而遺溺。久欬不已、則三焦受之。三焦欬状、欬而腹満、不欲食飲。此皆聚於胃、関於肺、使人多涕唾、而面浮腫、気逆也」とある。「欬」「咳」は通用する。

顔面がむくみ、咳嗽気逆を生じさせるものです」と。

　いかがでしょうか。以上の原文、少し専門的にいうと「経文」ですが、意味がわからなくても心配することはありません。五柳先生 4) も言っているように、何かを学ぶときは、いきなりあまり深く理解しようとするよりも、おおまかな理解のほうがよいこともあります。

　前述の経文は、「咳嗽」という症状は肺に問題があるときだけではなく、五臓六腑のいずれに問題があっても起こる可能性があると述べています。

　次に述べられているのは、咳嗽の原因が異なれば、それにともなって現れる随伴症状も異なるということです。五臓プラス「咳」の形になっている言葉を見つけてください。たとえば「心咳」は心が原因の咳嗽です。「心咳」では心痛が現れ、肝が原因の咳嗽(肝咳)では脇痛が現れ、腎が原因の咳嗽(腎咳)では腰痛が現れるということです。決して難しい内容ではありませんからしっかり理解しましょう。

　要するに「咳嗽」という症状が現れた場合、咳嗽に注目するだけでなく、その随伴症状にも目を向ける必要があるということです。なぜなら随伴症状は、往々にしてどの臓腑が咳嗽を引き起こしているのかというヒントを示してくれるからです。

4）中国の詩人・陶淵明の「五柳先生伝」という作品による。先生は陶淵明の自叙的な要素もあるといわれる。当該箇所は「好読書、不求甚解＝読書を好むも、甚だしく解するを求めず」を踏まえる。

Tips：問診の際に焦点を当てるべきは症状についてであって、決して病名ではありません。私が最も嫌いなのは「譚先生、高血圧はどうやって治療するのですか」などと聞かれることです。なぜかといえば、「高血圧」という名詞だけを聞いても私の頭には何も浮かんでこないからです。これがもし、血圧が高くなるたびに「頭痛・めまいがする」という症状についての治療法を聞かれたのであれば、私は喜んで答えるでしょう。症状があればそれをヒントにどの経脈に問題があるのかを推測することができるからです。どの経脈に問題があるのかを正しくつきとめられれば、的を射た治療が行うことができるのです。私たちが最終的に行うのは、治療として経脈上に鍼を打つことなのです。

　質問をもう一例挙げておきましょう。「糖尿病は鍼灸で治りますか。高血圧はどうですか」と聞いてくる人もいますが、すぐに私のところで勉強された人ではないとわかります。ひとことで「糖尿病」とはいっても、人によって原因が異なるわけですし、病気の度合いも異なります。ある人は比較的治療しやすく、またある人は治療してもあまり効果が見込めないこともあります。

　鍼灸においては、おのおのの症状に重点をおいて考えますから、どの経脈に問題が起きているか知ることで、やっと治療の方向がみえてきます。ちなみに、以上の考え方は、鍼灸治療には当てはまりますが、医療全体について当てはまるものではありません。

■ 切診のテクニック

　経脈の切診には、基本的に「循経切診法」と「経穴切診法」の二種類があります。

　循経切診法とは経脈上を遠位から近位に向かって軽くさすったり強く圧したりすることを繰り返すことで、その経脈上に異常がないかを調べる方法です。経脈上にみられる異常には隆起や陥凹、皮下に何か気泡のようなものがある感じ、筋ばっている、痛みを感じる、しこりがあるなど、数えあげればきりがないほどさまざまなものがあります。循経切診法には経脈上の非常に小さな変化も感知できるという利点があるのですが、時間がかかるという難点もあります。そのため実際の臨床では、「敏感部位」に対する切診が多く用いられています。「敏感部位」とは経脈上にある痛みが現れやすい部位（それが定められたツボであるかどうかにはこだわらない）のことで、切診の際にそれらの部位に痛みが現れるかどうかによって経脈の状態を推察するのです。

　肘・膝関節以下の経脈の敏感部位の写真を次ページに示しました（図 5-8 〜 19）。この写真を基に自分でさわってみて、「循経切診」を行ってください [5]。

5）訳者は〔〕に既成の経穴を示した。鍼灸を学んだ方々は「その経穴付近」と考え、参考にされたい。

■ 手の陽明経の切診部位

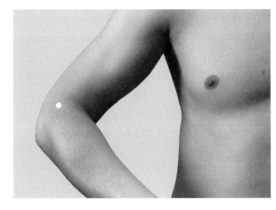

図 5-8（1）
肘関節横紋の橈側末端〔曲池穴〕

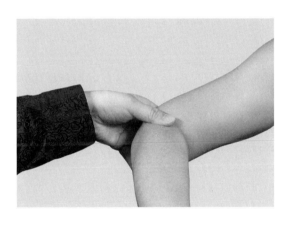

図 5-8（2）
曲池付近の変動穴(1)とみられる反応を探る

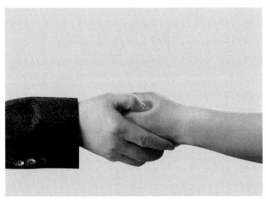

図 5-8（3）
第2中手骨橈側縁の中点、母指で下方向に圧した後、必ず横方向（経脈循行と直角の方向）に（第1背側骨間筋を）探り捏ねる〔合谷穴〕

■ 手の少陽経の切診部位

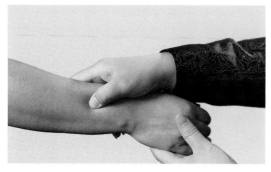

図5-9（1）
尺骨と橈骨の間、手関節横紋
の上1横指〔外関穴〕

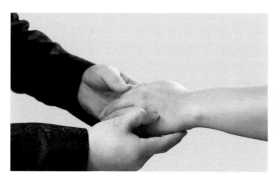

図5-9（2）
第4・5中手骨間の陥凹部、
母指の指尖を斜めに薬指側
に差し込むようにして診る
〔中渚穴〕

■ 手の太陽経の切診部位

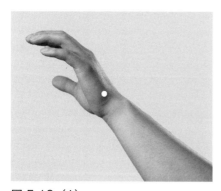

図5-10（1）
第5中手骨の近位末端の上方の陥凹
部〔腕骨穴〕

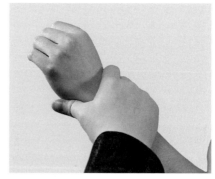

図5-10（2）
腕骨穴付近の変動穴とみられる反応
を探る

■ 手の太陰経の切診部位

手の太陰経に沿って、肘関節横紋から下方へ３横指の部位〔尺沢穴〕。

手の太陰経に沿って、肘関節横紋と手関節横紋をつなぐ線の中点から、上方へ１横指の部位〔孔最穴〕。

手の太陰経に沿って、手関節横紋から上方へ２横指の部位〔列欠穴〕。

この三部位を上から下の順に診察する。

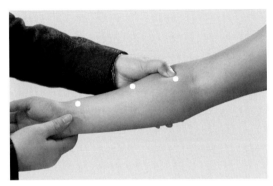

図 5-11
手太陰経の切診部位

■ 手の厥陰経の切診部位

手の厥陰経に沿って、肘関節横紋から下方へ３横指の部位〔澤田流郄門穴〕。

手の厥陰経に沿って、肘関節横紋と手関節横紋をつなぐ線の中点から、下方へ１横指の部位〔郄門穴〕。

手の厥陰経に沿って、手関節横紋から上方へ３横指の部位〔内関穴〕。

この三部位を上から下の順に診察する。

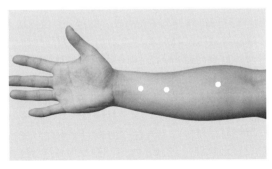

図 5-12
手の厥陰経の切診部位

■ 手の少陰経の切診部位

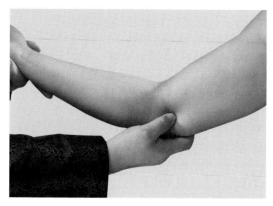

図 5-13 (1)
肘関節横紋の尺側端の上方陥
凹部〔古代の少海穴〕

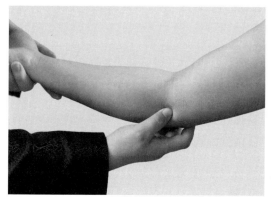

図 5-13 (2)
肘関節横紋の尺側端の下方陥
凹部〔少海穴〕

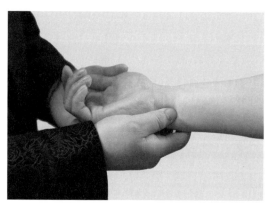

図 5-13 (3)
手関節横紋尺側端の上方2
横指〔霊道穴〕

■ 足の陽明経の切診部位

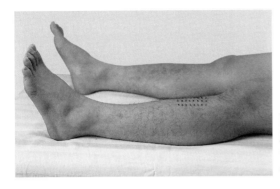

図 5-14（1）
脛骨粗面直下外側の筋肉の厚
い部分〔三里穴から上巨虚穴
付近〕

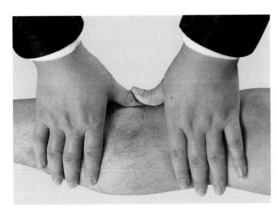

図 5-14（2）
三里から上巨虚穴付近の変動
穴とみられる反応を探る

■ 足の少陽経の切診部位

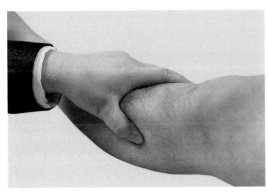

図 5-15
腓骨頭の前下方〔陽陵泉穴〕

■ 足の太陽経の切診部位

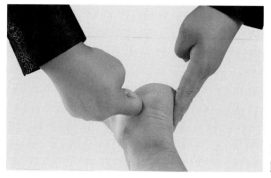

図5-16（1）
踵骨外側面〔僕参穴〕

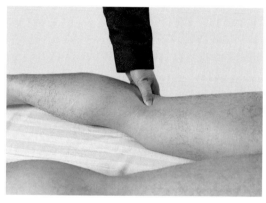

図5-16（2）
膝窩正中〔委中穴〕

■ 足の太陰経の切診部位

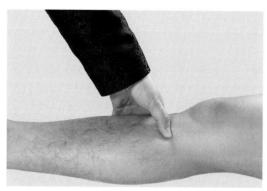

図5-17
脛骨内側面近位端の頂点から
下方へ向かって並べた4指
が当たる4つの部位〔陰陵泉
穴から一寸ずつ下り、4つ目
が地機穴〕

■ 足の厥陰経の切診部位

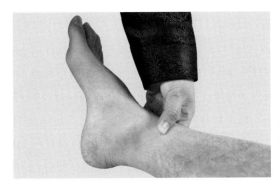

図 5-18
内踝頂点から直上方向に向かって並べた 4 指が当たる 4 つの部位

■ 足の少陰経の切診部位

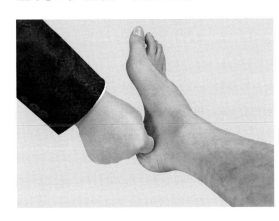

図 5-19
踵骨内側面の中心点〔水泉穴〕

　切診は、鍼灸の診断方法の中でも、最も実践的な意味合いの強いものです。できれば指導する立場の人が実際に学ぶ側の手をとって教えるのが理想的ですが、実際には理論をいかにわかりやすく説明したとしても、学生さんに実践させてみると百人百様となってしまうのが実情です。ですから最初のうちは、実践的な内容を教えてくれる訓練機関や、経験のある鍼灸臨床家のもとで学ぶことから始めることをおすすめします。また、私が考案した、簡単である程度実践にも耐えうる「経脈評価法」があります。それについては第六章をご覧下さい。

■ 望・問・切　三診の関係性

　望診・問診・切診という三つの診察方法は、鍼灸治療家が正確な診断を行うための情報源です。必要な情報を十分に把握することができなければ、正確な判断を行うことは非常に難しくなります。それを知ってか知らずか患者さんの中にはわざと鍼灸治療家を試すようなことを好んでする人もいます。

　望診と切診を行っているときは協力的なのに、問診になるととたんに非協力的になり、こちらの問いにまともに答えてくれません。それは鍼灸診療というものに対する無理解と、望診や切診に対する過大評価によって取られる態度かもしれません。

　三つの診察方法については、第三章ですでに述べていますが、それぞれ情報を得る対象が異なりますし、それが反映されるまでにかかる時間もさまざまです。

　望診で診るのは形状と色の変化です。形状と色彩の変化は長い時間をかけて形成されるものです。したがって望診から得られた情報は、身体の長期的な変化の動向です。

　切診はより微細な変化を情報として得ることができます。まだ症状が現れる前から、経脈上に現れた痛みなどによって病態を把握することができます。したがって、切診によって得られる情報は、身体の短期的な変化の動向といえます。

　問診は望診と切診の中間に位置するもので、中期的な変化が反映されます。

　術者にとって、三つの診察方法はどれも必須のものであり、得られたそれぞれの根拠が一致して初めて診断を下すことができます。そしてこの総合的な方法は正確な診断を保障する唯一の方法であり、総合的な診断方法を用いることで、治療に必要な根拠という土台をしっかりと築くことができるのです。

　臨床上で望・問・切という三つの診察方法を用いて総合的に診断する方法は、私の経験によれば、二つあります。一つは望・切・問の順に行う方法、もう一つは問・望・切の順に行う方法です。

　私は、時間に余裕がある場合は一つ目の方法を用いています。まず望診を

行い、どの経脈に先天的な問題があるか、あるいはどの経脈に形や色の変化が現れているかを把握します。続けて疑いのある経脈に対して切診を行います。もし切診によってその経脈に問題があることが確かめられれば、次に問診を行い、証を決めます。この方法の利点としては、学習値および経験値を高める上で非常に有効であるということが挙げられます。

　時間に余裕がない場合は二つ目の方法を取ります。まず今回の診療の主な目的、あるいは主な症状が何かをたずねます。それによって得られた情報から問題があると思われる経脈に対して望診と切診を行って証を求めます。この方法の利点はスピーディーに診断を行うことができるということで、あなたが医療者なら、患者さんが多い場合にはこの方法が適しているでしょう。

第六章
同体全維

　あらゆる物事を成功させるための秘訣は信頼です。話す内容がほとんど同じであっても、それを話す人によって、あるいは聞く側の態度によって、理解度も大きく異なることがあります。一般的に、信頼できる人や尊敬している人が話した言葉に対しては、何度も思い返し、理解できるまで咀嚼しようとします。

　膨大な時間をかけて得た智慧を、木簡や竹簡の上に文字を刻み込んだであろう『黄帝内経』の作者を信頼する気持ちがあったからこそ、私は、古典鍼灸の中に隠されたもう一つの世界を発見できたのです。

■「同体全維」の定義

　これまでの学習を通じて、人体の各部位がそれぞれ別の経脈に属しており、病変部位の違いから対応する経脈を知ることによって治療ができるということを理解していただけたことでしょう。けれども、『霊枢』終始篇にある次のような経文に出会うと、せっかく理解したと思ったことに、また迷いが生じてしまうかもしれません。

　　「腰より以上は、手の太陽・陽明 皆 之を主り、腰より以下は、足の太陰・陽明 皆 之を主る。＝腰から上の部位の病は、手の太陰肺経と手の陽明大腸経が主宰し、腰から下の病は、足の太陰脾経と足の陽明胃経が主宰する。」[1]

　この経文は、私を何年もの間、困惑させました。なぜなら、『霊枢』は一貫して「循経取穴＝経脈に沿ってツボをとる」という原則を強調しているにもかかわらず、突然「腰より上はいずれも手の太陽・陽明経を治療すればよい、腰より下はいずれも足の太陰・陽明経を治療すればよい」というのでは、一貫した「循経取穴」という考え方がくずれてしまうからです。

　何度読み返してみても理解することができず、まるで眼の中に入った小さなゴミがいつまでも取れないようで、すっきりしませんでした。ただ、ある先生が「心中に問題あれば、答えは遠くないところにある」とおっしゃっていたことを、心でかみしめてもいました。

　私には、馬雲濤先生という知人がいます。中国人ですが現在は米国に在住しています。私たちは互いによく電話で鍼灸に関する問題を討論し合っていました。そのなかで最も意見が対立するのは、鍼灸の特異性と非「特異性」に関する問題でした。

　「鍼灸は非特異的である」というのが馬先生の一貫した主張でした。「非特

---

1) 原文は「故曰、従腰以上者、手太陰陽明皆主之、従腰以下者、足太陰陽明皆主之。」

異的である」というのはつまり、経脈やツボは、身体における調節に対して特異性はなく、ツボに鍼を刺すことである症状や疾病を選択的に治療するような効果は得られないということです。このような討論を馬先生としているときにもやはり眼の中のゴミが取れずにすっきりしないような、言いたいことをうまく表現できないもどかしさがありました。けれども、馬先生の鍼灸の非特異性に関する意見にはしっかりした根拠があり、反駁することもできませんでした。

　ところが、ある日突然、前述の『霊枢』の経文が頭に浮かび、視界がぱっと開けたのです。「腰より以上は、手の太陽・陽明 皆 之を主り、腰より以下は、足の太陰・陽明 皆 之を主る」というのは根拠のない話などではなく、実際には経験から高度に昇華された、偉大な智慧だったのです。

　不思議な物事は、往々にして多くの人の興味を引きます。たとえば経絡現象がそうです。逆に当たり前と思われるような物事は往々にしておろそかにされがちです。人体における最大の事実は人体が一つの総合体であるということで、これはまぎれもない真実です。それぞれの部位同士にはつながりがあり、まさに中国のことわざで「一髪を牽き全身を動かす＝髪の毛を1本引っ張るだけで全身が動かされる、極めて小さい部分を動かすだけで全体に影響を及ぼす」と表現できるものなのです。

　もし、鍼灸の「経脈」系統、中医の蔵象系統、あるいは西洋医学における神経系統・消化器系統などの各系統を、特異的なつながり（緊密型連係）とするなら、人体内部のさまざまな組織・器官・系統をまたぐように広範囲に存在するつながりは、非特異的なつながり（散在型連係）と表現することができます。この散在型連係こそが、緊密型連係の基礎となっているのです。言い換えれば、人体のそれぞれの部分は、身体全体の他の部分と一見ばらばらでも、もう一つのつながりを持っているのです。これを、「同体全維」と称します。

■「16 点法」－全体としての健康を評価する

　自分の健康に関心を持っている人と出会うと、よく「先生、私はどこか悪いところがありますか。どのくらい悪いですか。鍼灸治療をしたら良くなりますか。」などと聞かれます。

　医療者という仕事に就いていると、毎日のように直面することですが、実は最も答えるのが難しい問題でもあります。何が難しいのかといえば、人の健康状態を評価するためには客観的な評価基準が必要だということです。健康状態を聞かれたときには客観性があって、数量化でき、なおかつ有効な、人体の健康状況を総合的に評価できる方法が必要なのです。

　この問題を解決するために有効なのが、「同体全維」の考え方です。人体が一つの総合体であるなら、その総合体の各局所間には関連性が存在し、「一髪を牽き全身を動かす」ことができると前述しました。つまり、ある局所を診察することで別の局所の状態を推し測ることができ、同時にその逆もまた然り、ということです。

　非特異的な関連性と特異的な関連性の違いについてですが、非特異的な関連性の場合、局所同士が物理的な位置関係や機能的な上下関係にとらわれることなく、同じように連携しているということです。ただし、その連携には物理的あるいは機能的な関係性の距離が遠ければ遠いほど弱くなるという特徴があります。したがって理論の上では身体のある部分に病変が現れた場合、ほかのどの部位でも、それを検知できるはずです。

　しかし実際には、それが非常に軽微な病変であった場合、周りに及ぼす影響も非常に小さいものとなり、検知するための方法や検査機器が現在よりも発達して敏感なものとならない限り、検知することは現状では不可能です。しかし、もし人体上にある特別敏感な部位を、総合的な健康状況を知るための観測点とすることができれば、そのような検査機器は必要もなく、疾病が現れたときにも、簡単にその病的変化を測定することができるでしょう。

　ここで一番問題となるのは、人体においてどこが敏感な点なのか、変化をより早く反映する部位はどこかということです。

　この問いに対する解答が、米国在住の医学専門家・董厚吉先生と馬雲濤先

生による研究です。彼らは長期にわたり人体の痛みの客観性に関する研究に
力を注ぎ、疾病の際に反応が現れる客観性を持つ疼痛点をたくさん発見して
います。さらに、客観性をもつ疼痛点に痛みが現れる順序に法則性があると
いうことも発見しました。彼らは、人体の病変の際には、まず前腕の橈骨神
経上のある部位と下腿の伏在神経上のある部位に痛みが現れるということを
発見したのです。その位置を**図6-1**と**図6-2**に示しました。

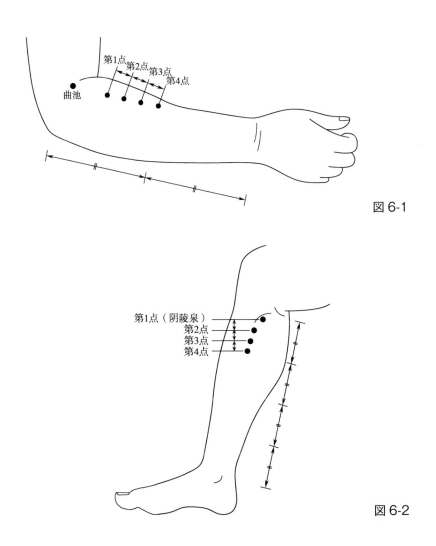

図6-1

図6-2

この二つの位置は、経脈・経穴の視点からみれば、それぞれ手の陽明経の手三里穴と足の太陰経の陰陵泉穴に相当します。ここでもう一度先に挙げた『霊枢』終始篇の内容を振り返ってみましょう。「腰より以上は、手の太陽・陽明 皆 之を主り、腰より以下は、足の太陰・陽明 皆 之を主る」、どうでしょう？　人々が真理を追究しようした思いが時空を超えて伝わってくることに、大きな感慨を覚えるのは私だけではないはずです。

　さらに董、馬の両先生は、この両点から遠位側に向かうにつれて敏感度が低下するということも発見しました。言い換えれば、病変がより重度であれば、これらの部位にも痛みが現れるということです。もし図 6-1、図 6-2 に示す第 1 点から順に手指を並べて置いた場合に第 4 指に当たる部分に痛みが現れるのであれば、全身のあらゆるところで客観的な痛みが検知できるはずです。なぜなら第 4 指に当たる部分は最も鈍感なはずの診断点であり、この診断点で痛みが現れたということは、病変情報はすでに全身に伝わっていることになりますから、身体の広範囲に病変が存在すると考えられます。両側上下肢の診断点のうち、それぞれ 4 か所ずつ圧痛点があるため、合計 16 の圧痛点があることになります。そこで、この診断点によって圧痛を見つける方法を「16 点法」と呼びます。

　つぎに、16 点法の具体的な検査の方法を紹介していきます。

　最初に、両側前腕上にある 8 つの点に対する検査を行います。

　まず患者に、左腕を自然に下垂し、手掌面を内側に向けた姿勢を取ってもらいます。術者の右手の母指で患者の左腕の肘窩横紋から下方へ 3 横指分離れ

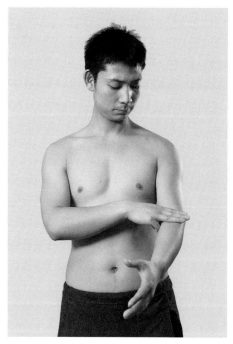

図 6-3　手三里の取穴

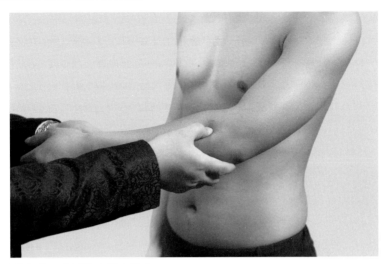

図 6-4　手三里の圧痛検査

た、筋肉が最も肥厚した部位を押さえます。このとき、患者の左前腕は水平
位置で、手掌面が患者自身の胸を向いた姿勢になります。術者の右手の母
指で押した部分が第１点であり、母指の幅の分ずつ、ずらした位置を取り
ながら、遠位方向へ順番に第２点、第３点、第４点と按圧していきます（図
6-3）。按圧の際には、筋束の方向に沿って、押していきます。体表から内
に向かって、骨面を探り当てるまで按圧します。按圧は適度な強さで行い、
一般には術者の母指指腹で、母指爪甲部の色が変わり始めるくらいの強さが
よいでしょう（図 6-4）。もし患者の体格が大柄である場合は按圧点同士の
間隔を少し広く取り、小柄である場合は間隔を少し狭く取ります。患者の右
腕に対しても同様の方法で検査を行い、左右で合計８点に対して検査を行い
ます。

　16 点法は、自分一人でも同じように行うことができます。

　次に下腿の８つの点に対して、検査を行います。

　患者に、椅子に座って膝関節が自然に屈曲した姿位を取ってもらいます。
自分自身に対して検査を行う場合には、検査する脚と同側の手を用いて按圧
します。他人の脚に対して検査を行う場合には、反対側の手を用いて行いま

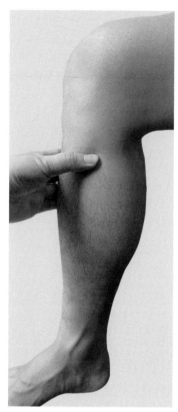

図 6-5
足の太陰経の切診は座位にて
行う

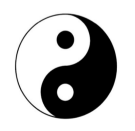

陰陽魚

す。按圧する部位は、両脚内側の脛骨内側縁に沿って術者の指を上行させたときに突き当たる湾曲部分、つまり脛骨内側踝の前下方が第1点となります（**図6-5**）。患者の左脚に対し、術者は右手の母指を用いて骨縁に沿って内側から外側に向かって按圧します。この際、術者の母指の爪がわずかに変色するくらいの強さで按圧します。母指の幅ずつ、ずらした位置で、末端方向へ向かって順番に第2点、第3点、第4点と按圧していきます。右脚に対しても同様に行い、左右合計8点に対して検査を行います。

　注意深い方は気づかれたでしょう。上腕を按圧するときの力の方向は外側から内側に向かっており、術者は主に母指の橈側縁（内側）に力を入れます。下腿を按圧するときの力の方向はちょうど反対の内側から外側へ向かっており、術者は主に母指の尺側縁（外側）に力を入れます。
　これって陰陽魚によく似ていると思いませんか。陰陽魚とは、「陰中に陽あり」と「陽中に陰あり」[2]が互いに対峙している図柄のことです。

---

2)『素問』天元紀大論篇第六十六に「陽中有陰、陰中有陽」とあり、金匱真言論篇第四に「陰中有陰、陽中有陽」とある。

16 点法では、圧痛点の数に基づいて身体の全体状況を 4 段階に分けます。圧痛点の数が 1 ～ 4 個である場合を A ランクとします。A ランクは基本的には健康な状態であり、病気になったとしても容易に自己回復できます。患者が A ランクである場合、3 回以内の治療で治癒するのが一般的です。圧痛点の数が 5 ～ 8 個である場合は B ランクとします。B ランクは亜健康状態で、身体に違和感があるものの自己回復能力は強く、比較的治癒しやすいといえます。圧痛点の数が 9 ～ 12 個である場合は C ランクとします。C ランクは身体がすでに病気の状態であり、一般には顕著な症状がみられます。患者が C ランクである場合、治療回数はある程度必要になります。圧痛点の数が 13 ～ 16 個は D ランクとします。D ランクは身体の状態が悪く、一般的に複数の疾患に罹患しており、かつ複数の経脈に問題が起きています。患

Tips：ここで D ランク(13 か所以上の疼痛点がある場合)に関する話をします。D ランクを示す人々には、一般的に三つの特徴が現れます。

1. 疲れやすいこと。考えてみてください。もし全身のあらゆるところに問題があれば、その人の体力は普通の人と同じはずがありませんから、非常に疲れやすいのです。

2. 睡眠障害があること。いわゆる睡眠障害には不眠・多夢・嗜眠などさまざまな種類があります。睡眠は多くの臓器および経脈と関係しているので、もしいくつもの経脈に問題があった場合は、必ずそのうちの 1 本は睡眠障害を引き起こす原因となるのです。

3. 消化器症状があること。人間が口を 開けてまっすぐ立ったところを想像すると、筒のような構造に見えます。そのようであれば、消化器は内側であっても筒の表面、つまり身体の最も表面にあると考えることができます。最も重要ではない部位に位置すると考えることもできます。一般的には身体に問題が起こると、まず消化器に問題が現れます。たとえば風邪を引いたときに、食事がおいしく感じないといったように。長期にわたり全身の経脈に問題があれば、当然、消化器にも影響が及んでいるのです。

者がDランクである場合、長期間の治療が必要と考えられます。

　ここで確認しておきたいことがあります。この16点の測定評価方法は、大規模な集団に対して実験を行った結果から得られた方法であり、精度は非常に高いといえます。ですが、私たちは個人差、たとえば痛みに対する敏感度が人によって異なることなどを考慮しなければなりません。痛みが非常に強いからといって必ずしも体の状態が非常に悪いとは限りませんし、痛みがないからといって健康であるともいえないのです。ですから、皆さんがこの16点法を用いる場合には、臨機応変に用いる必要があります。

　16点法には全身の健康状態に対する非特異的な評価を行うことができる以外に、もう一つの用途があります。それは疾病部位におおよその見当をつけることができるということです。たとえば右腕の圧痛点が最も敏感に痛みを感じるようであれば診断の次のステップとして右腕の三本の陰経の検査を行います。このように16点法は、次に行うべき検査の範囲を決めることができるため、効率が良くなり、狭い範囲をより詳しく調べられ、精度も高まるというわけです。

■「16点法」の注意点

　非常に簡単な方法で、全身状態を判断することができるのが16点法です。しかし、人体は私たちが思う以上に高度で複雑なものなので、当然のことながら、16点法にも欠点があります。以下の点に注意して、この方法を正しく用いてください。

　確認しておきたいのは、16点法は「同体全維」の考え方を応用したものだということ、主に全身の健康レベルの評価をするための具体的な方法の一つであるということです。

　同体全維の考え方を具体的に応用する方法は無数にあり、16点でなくても、8点でも、10点でも、12点でもよいわけです。16点法を用いるには、まずこの「同体全維」という考え方を理解する必要があります。「同体全維」の考え方を本当に理解して初めて、16点法を臨機応変に活用することができるのです。その核心に近づくためには、やはり努力が必要でしょう。

もう一つの注意すべき点は、16点法が年齢という要素を考慮に入れていないことです。16点法は疾病に対する身体の反応を調べることで、健康状態を推測・判断する方法です。ですから疾病に対する身体の反応が鈍ければ、16点法の良さも充分には生かすことができません。そのような状況が最もよく現れる例が高齢者の疾病に対する反応の低下で、極端な場合には疾病を反映できないということがあり得ます。反対に若年者であれば身体の感度は高く、変化に対する反応も速く強く現れます。そのため若年者のほうが、かえってDランクを示しやすいという側面もあるのです。このように年齢という要素は16点法に少なからず影響を及ぼします。より客観的に検査を行うためにも、こうした注意点は前もって頭に入れておく必要があるでしょう。

　さらにもう一つ、病気の種類が考慮されていないことです。私たちは病気の種類によって人に与える損傷の程度も異なり、人の回復度合いも異なることを知っています。たとえばがんとふつうの風邪とでは、もしかしたら風邪のほうが患者の反応が強く現れ、圧痛点の数も多いかもしれません。今その身体に起こっている病変がどのくらい深刻であるかを区別できないことが16点法の最大の欠点であるといえます。そのため、16点法を使用する際には、ほかの診断方法と組み合わせて総合的な判断をする必要があります。

　同体全維の考え方に基づいて全身状態の評価および局所状態の評価を行うことの最大の利点は、全身の健康状態と経脈の健康状態に対して客観化・定量化ができるということです。これによって患者も術者も、治療について一定の見通しを立てることができるようになります。

■ 経脈評価法

　同体全維の考え方を経脈に応用すれば、当然ながら、経脈の状態を評価するための方法として用いることができます。「十二経脈の関係」の部分で述べたように陰経の重要性は陽経よりもはるかに高く、一般的には陰経に問題が現れれば、必ず陽経にも問題が現れます。こうした理由から経脈の状態に対して評価を行う際には、一般的には陰経に対してのみ行います。

■ 手の三陰経の評価

　手の三陰経の検査は前腕内側面で行います。いずれの経脈にもそれぞれ4点ずつ、検査点を設けます。手の三陰経を5等分したときの4つの等分する点のすべてが検査点となります。各経脈上の検査点で圧痛の有無を調べます。圧痛のある検査点の数が経脈の健康状態を反映していることになります。圧痛点が1つであればAランク、2つあればBランク、3つあればCランク、4つともに圧痛があるようであれば経脈全体に痛みがあるということになり、Dランクとなります（**図6-6**）。

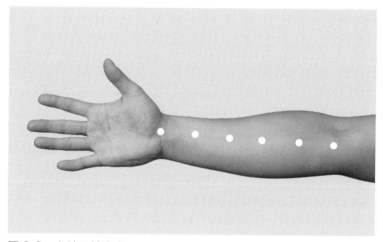

図6-6　上肢の検査点

注）原書の図6-6には検測する点が示されていなかったため、訳者が補った。両端を除く
　　4点の近くに「ツボ（孔穴）」はあるが、この4点はツボそのものではない。

■ 足の三陰経の評価

　図 6-7 のように、足の太陰経の検査点は、16 点法における下肢の 4 点と同じ点です。

　図 6-8 のように、足の厥陰経の検査点は、足の内踝から上方へ指を 4 本並べた点に相当します。

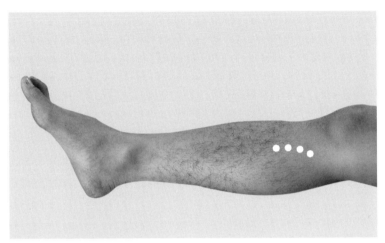

図 6-7　足太陰経の検査点

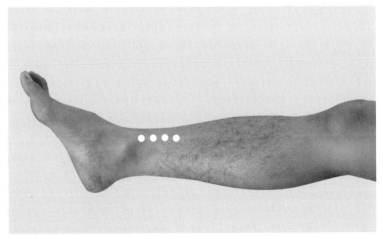

図 6-8　足厥陰経の検査点

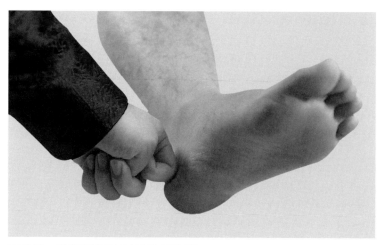

図6-9　足少陰経の検査点〔水泉穴〕

　図6-9のように、足の少陰経の評価法はほかの経脈とは異なります。検測点は1か所のみで、痛みの程度をほかの経脈と比較することで評価を行います。

■ 陽経経脈に対する検査

　評価を行った陰経のうち、複数の陰経で圧痛点の数が同じであったり、痛みの程度が変わらない場合には、いずれの経脈の病変レベルが重いのかを判断することが難しくなります。このような場合は、表裏関係にある陽経の痛みの程度によって判断を行います。この際、陽経に対しては圧痛点の数による評価は行わず、痛みの程度を比較するのみとなります。

　手足の陽経に対する検査の方法は第五章を参考にしてください。

第七章

是動点とツボの真義

　本書の内容はすでに半分を過ぎましたが、皆さんがよくご存じの「ツボ」の話がまだ出てきていません。鍼灸の本としてはありえないですね。本章では「ツボ」とは何かということに関して深く掘り下げ、私のツボに関する認識を紹介していきます。

■ 鍼灸の仮説

　鍼灸医学は、基本的には以下のような仮説の上に成り立っています。
　「人体は非常に精密にできている。自己調節を行うことで安定を保つ優秀なシステムを備えており、何らかの不具合が起こると、迅速に反応を示す。このような反応は体内で起こるが、反応が起こっていることは体表からも観察できる。このような体表の反応を基に疾病を把握し、体表に刺激を与えることで人体のバランスシステムを回復させることができる」。
　もしこの仮説が間違いであることが証明されれば、鍼灸医学は消え去ってしまうでしょう。私たちは科学的な方法を用いて、この仮説を証明したいところなのですが、現時点ではほとんど不可能です。信憑性のある方法で真偽のほどを証明することができないのであれば、いままでの臨床経験に基づいて判断するしかありません。臨床経験が多ければ多いほど症例も数多くなり、正しいとされる確率もより高くなります。こうした面からからいえば、鍼灸医学とは、確かに経験医学の一種です。鍼灸に従事する者として、私たちは心から科学技術の発展を期待し、この仮説の真義のほどが証明されることを願うばかりです。

■ 是動点

　もし上述の仮説が正しければ(実際、鍼灸家は数千年にわたりずっとこの仮説が正しいと思っているわけですが…)、体表に現れる何らかの変化を探すことで、疾病を診断できることになります。すでに述べた「是動則病」(第三章参照)もまた、その方法の一つであり、身体に現れた変動を観察することで、どの経絡に問題があるのかを知る方法です。
　身体の変化が体表に反映されるのであれば、そこには何らかのつながりがあることになり、そのつながりを利用すれば、体表に現れた「反応点」を刺激することで体のバランスを調節することができるということになります。このような「是動則病」の考え方に基づく反応点を「是動点」と呼ぶことに

しましょう。是動点は色・形状・質感の変化あるいは感覚異常などさまざまな変化として現れます。

　皆さんは「是動点」という名称について、まったく親近感がわかないのではないかと思います。ですが、是動点のもう一つの名称である「ツボ」ならば、きっとご存知でしょう。

■ ツボの真義

　ツボは、一般の人たちにとっては鍼灸の世界を知ることができる窓のような存在です。経絡は知らなくても、ツボの一つや二つは、大抵の人が知っています。たとえば「足三里」や「合谷」などです。鍼灸に関する話をする以上、ツボに関する話題は避けては通れません。

　私は鍼灸の発展も功罪も、すべてツボにあると考えています。ツボには大量の臨床経験が蓄積されていますが、同時に思考の枠もツボという存在によって限定されていることも事実です。ある意味で、ツボは鍼灸の更なる発展を阻害した大きな原因ともいえます。この問題を打破するためにも、ツボの本当の意義を探求することにしましょう。

　まず、鍼灸の教科書ではツボをどのように定義しているのでしょうか。

　「腧穴とは、人体の蔵府経絡の気が体表に流れ込む体表の部位である。「腧」はもと「輸」と書き、「兪」とも記される。「輸」は脈気が水流のように運び、注ぎ込む意である。「穴」とは空隙の意味である。」[1]

　穴位(ツボ)は腧穴の俗称です。人体にある腧穴は疾病の反応点であるとともに、鍼灸治療の施術部位でもあります。人体には非常に多くの腧穴があり、大きく「十四経穴」「経外奇穴」「阿是穴」の三種類に分類できます。清代の

---

1) 孫国杰主編『中医薬学高級叢書　鍼灸学　第二版』(2011年4月第二版)、第二章・腧穴 p95。難忘、為之経紀、異其章、別其表裏、爲之終始、令各有形、先立鍼経、願聞其情」

李学川の『鍼灸逢源』は、ツボを 361 か所と数えていますが、それは WHO の標準化によるツボ数と種類が同じで、現在まで引き継がれているといえます。

　まず「阿是穴」について説明します。

　阿是穴[2] という名称を最初に用いたのは薬王・孫思邈です。阿是穴は位置が病状によって異なり、固定していません。それは疼痛(いたみ)・酸脹感（重だるくはれぼったい感じ）・麻木感(しびれ感)などによって疾病を反映する点であり、なおかつ、刺激を加えることで疾病を緩解させることができる点でもあります。阿是穴は「天応穴」と称される場合もあります。天応穴とは、自然に対応するという意味で、病状によって現れる部位も異なるということです。

　次に「経穴」と「経外奇穴」について説明しましょう。経穴と経外奇穴は位置が固定的で、経穴は十四経脈上にあり、経外奇穴はその名の通り十四経脈以外の場所に位置しています。これらのツボの位置がどのように確定していったかを示す史料は残っていませんが、合理的に推測するなら次のようになります。

　古代の医家たちは、自分たちの経験から、疾病の種類によっては常に固定した位置に反応点(つまり阿是穴)が現れ、その反応点を刺激することで疾病が好転することを知り、それらの反応点が現れる位置に名前を付けたのでした。つまり彼らの医療経験がツボという形をとって私たちに引き継がれたということで、一穴一穴に古人の知恵と経験が詰まっており、人類の医療史における貴重な宝物なのですから、鍼灸家がとても重視するのも当然といえるでしょう。

　一方で、現代に至るまでの長い間に、ツボの起源はほとんど忘れ去られてしまいました。現在ほとんどの学校でもツボを教える際には、まずその位置と作用から教えています。つまりどのような作用が現れるかが重要視され、なぜそのような作用が現れるかに関してはあまり重視はされていないという

2)　「阿是穴」という言葉は、『備急千金要方』巻二十九(針灸上)・灸例第六にみられる。ところが、いわゆる「宋改」を経ていない『孫真人千金方』ではこの部分に相当する文章がないことから、「阿是穴」は宋代以降に付加された可能性がある。

ことです。しかも、経穴だけでも361穴あり、それらの位置と作用を覚える
だけでも相当な時間がかかり、鍼灸を学ぼうとする学生の相当な時間が浪費
され、鍼灸本来の姿を理解するチャンスが失われてしまっています。実際に、
一つひとつのツボには大量の貴重な経験が眠っています。すでに鍼灸を職業
としている人の多くはそうした宝探しに力を注いでいて、ツボの正確な位置
や作用を探り、つかもうとしています。

　これに対して、ツボの本来の意味も知らずに、どの穴がどのような疾患に
対して効果があるといった形式的なことだけを追い求めるのは、まさに「舟
を刻みて剣を求む」[3]としかいいようがありません。

　では、ツボの本来の意味とはどのようなものでしょうか。聡明な読者の皆
さんはすでにお気づきでしょう。私が考えるツボの意味とは、まさに前述し
た「是動点」なのです。是動点とは、疾患が起こったときに身体上に現れる
なんらかの変動がある点に集中して現れたものです。疾病を診断する際に利
用するだけでなく、適切な刺激を与えることで疾病を治療するためにも利用
できます。

　是動点は、これも前述した「是動則病」の考え方に基づく望・問・切とい
う三種類の診断方法によって、私たちはより簡単に見つけ出すことができま
す。是動則病の考え方を自在に応用することができるようになれば、是動点
の法則性もわかってきます。その結果、あなたが発見した是動点に名前を付
けて新しいツボとして発表することだってできるのです。ツボの探し方を身
につければ、あとはそのツボを使ってみるだけです。

　それでも使い慣れたツボを簡単に捨ててしまうことはできません。その執
着の根源を打ち破るために、もう少し話を進めたいと思います。

　ある疾病のさまざまな段階において、体表に現れる反応点は一つだけでは
ありません。第六章「同体全維」でも紹介したように、疾病の増悪にともな
い、反応点として現れる部位は増えます。それはツボの数が増えるというこ

---

3) 原文は「刻舟求剣」で、川に落ちた剣の目印に、乗っている船に落とした場所の印を
　刻みつけること。『呂氏春秋』慎大覧・察今にある寓話で、「時勢が変わるのに気づか
　ず、これまでのやりかたにしたがう」という愚かさのたとえとして用いられるのが普
　通だが、ここではツボという印のみにこだわる態度を指すと考えられる。

とですが、これらのどのツボであっても、適度な刺激を与えれば、必ず一定の効果があります。

　別の角度からさらに分析してみましょう。一つのツボは、さまざまな種類の疾病によって反応点として現れます。つまり一つのツボは、さまざまな種類の疾病の診断と治療に用いることができるということです。なかには特定のツボを特定の疾病に対して、その効果も非常に高いことから、長い間用いていて、ツボの特異性を信じて疑わないという鍼灸家もおられるでしょう。しかしそのような方にこそ、いつも使っているツボと同じ経絡上にある他の「是動点」でも、同じような効果がでるかどうかを試してみてほしいのです。

　今まで述べてきた分析が正しければ、ツボの数や位置は固定したものではなく、病状によって異なるものであり、患っている病が多いほど、ツボも多くなり、病が重いほど、ツボの反応も顕著になるということになります。以上のことから、ツボの位置と作用を無理して覚える必要性は、あまりないことになります。

　ただし、誤解しないでいただきたいのは、私は決してツボというものを否定しているわけではなく、むしろ反対にとても重要なものだと思っているということです。なぜならツボには数えきれないほどの先賢たちの貴重な経験と知恵が眠っており、それは一つひとつが、あたかもその先にあるものを示すために立てられた道標のようなものだからです。本当の意味でツボに隠された法則性を知ることができれば、なぜそのツボがそのような名前を持っているのか、なぜそのツボにそのような作用があるのかが、明らかになるでしょう。

　繰り返しますが、私はただ、鍼灸を学び始めたばかりの時期に、本当の意味も理解することなく、ツボの名前や作用を覚えるためだけに多くの時間と労力を費やす必要はないのではないか、と考えているだけなのです。

第八章 「通」と「調」

　ここまでは、主に鍼灸の診断に関する内容を紹介してきました。確かな診断ができれば、より早く問題を見つけ出すことができるようになります。しかし、それだけで満足はできません。実際の治療における鍼灸の素晴らしさを、ぜひ知っていただきたいのです。

　そこでまず、その核心となる鍼灸治療の目的に関して述べたいと思います。それはたった二つの文字で表すことができます。「通」と「調」です。

第二章冒頭の言葉を、今一度おさらいしておきましょう。

「余 毒薬を被らしむることなく、砭石を用いることなからしめんと欲し、微鍼を以て其の経脈を通じ、其の血気を調え、其の逆順出入の会を営なましめん……と欲す。」〔『霊枢』九鍼十二原〕

『霊枢』経脈篇にはこんな言葉があります。

「黄帝曰く、経脈なる者は、能く死生を決し、百病を処し、虚実を調うる所以にして、通ぜざるべからず。＝黄帝が言われた。経脈というものは、生死の判断を決定し、すべての病を治療し、虚実を調えることのできる根拠であるので、通じないわけにはいかないのである」[1] と。

この「通じないわけにはいかない」の「通」には、二つの意味が含まれています。

一つは、経脈は生死を判断し、あらゆる病を治療し、虚実を調えることができるものであるから、術者は、経脈というものによく「通じている」、つまりよく「知っている」必要があるという意味です。もう一つは、それによって生死を判断し、あらゆる病を治療し、虚実を調えることができるものであるから、経脈は常に「通じ」流れ、滞りがない状態でなければならないということです。

『霊枢』では、「通」と「調」が繰り返し強調されています。しかも多くの場合、各篇の冒頭部分で触れられていることから、非常に重要視されていたことがわかります。

「通」と「調」とは違うレベルにおける鍼灸治療の目的を概括しています。

「通」に含まれる意味は、ある一本の経脈それ自体を通じさせるというもので、比較的低いレベルの内容といえます。これに対し、「調」はより高いレベルの内容を指していて、一本の経脈あるいは多数の経脈に対して調節を行い、それらの経脈全体の安定をはかることを指しています。いずれにして

---

1) 原文は「雷公曰、願卒聞経脉之始生。黄帝曰、経脉者、所以能決死生、處百病、調虚實、不可不通。」

も、鍼灸治療を行う際の最も基本となるポイントということができるでしょう。

■ 通－医のはじめ、工のおわり

俗に「通則不痛、痛則不通＝通ずれば則ち痛まず、痛めば則ち通ぜず」[2]といわれるように、痛みとは経脈の滞りによって起こるものとされ、その考え方はいまや中国人の常識となっています。ではこの「不通」とはいったい何なのであり、「不通」を引き起こす原因は何なのでしょうか。

「不通」は、経脈の変動によって、経脈の滞りが形成された状態です。現代風に言い換えると、「情報インフラと物質インフラの阻害」です。「不通」の原因となるものは非常に多くありますが、大きく次の三種類に分けることができます。

1. 瞬間的な外力による損傷（骨折には至っていない）により、経脈の機能が乱されたことにより不通となる。
2. 経脈が空虚となったことで運行の動力が足りなくなり、不通となる。
3. 経脈のエネルギーが過度に集中し、局所的に気血が集まって鬱滞し、不通となる。

痛みを引き起こすのは確かに「不通」なのですが、「不通」によって引き起こされるのは必ずしも「痛み」だけではなく、ほかにもさまざまなものがあります。具体的には、「是動則病」の考え方に基づいて観察することができる、形や色の変動、「酸（重だるい痛み）」・「麻（しびれ感）」・「脹（腫れぼっ

---

2)『此事難知』巻下「痛随利減」に「故経曰、諸痛為実、痛随利減。又曰、通則不痛、痛則不通、此之謂也」とある。直接の出典は不明であるが、『素問』痺論篇第四十三に「帝曰、夫痺之為病、不痛何也。岐伯曰、痺在於骨則重、在於脈則血凝而不流、在於筋則屈不伸、在於肉則不仁、在於皮則寒。故具此五者、則不痛也」とあり、『霊枢』陰陽二十五人第六十四に「按其寸口人迎、以調陰陽、切循其経絡之凝濇、結而不通者、此於身皆為痛痺、甚則不行、故凝濇」とある。

たさ）」・「痒（かゆみ）」などの感覚の変動などいろいろなものを指します。

是動点により「不通」が現れている部位を見つけることが、鍼灸治療における入り口であり、是動点を消し去って「通」となるように施術を行うことが、鍼灸治療の最終目的なのです。

■ 調 – 調和こそが効果を持続させる

ただ、「通」と「不通」がわかっても、それだけで治せるわけではありません。よくある鍼灸治療に、次のような例があります。

最初の3回は治療効果がよかったのに、4回目、5回目、6回目と、さらに治療回数を重ねても更なる好転がみられず、ほとんど最初の3回の治療後と状態があまり変わらないという例です。こうした問題を解決するのが、さらに一歩進んだ「調」なのです。

この「調」にはどのような意味があるのでしょうか。形容詞として用いられる場合は、調和的である、バランスが取れているなど、一種の調和状態を表現しています。動詞として用いられる場合は、調節、調理、バランスが取れるように調節する、調和をはかるといった意味となります。つまり「調」とは全体的な角度から物事を把握し、問題を解決する方法のことです。

人間は、一つの統一的な存在で、複数の経脈から構成され、それぞれの経脈は互いに調和をはかることで安定した状態を保っています。ですから、かりに複数の経脈で問題が起こった場合には、必ず経脈同士の協調について考える必要が出てきます。上述の3回目の治療以後、病状が好転しなくなったという例は、複数の経脈に問題があるにもかかわらず、一本の経脈にしか治療を行わなかったことが原因として考えられます。

『霊枢』官能篇には、「いかにして調をはかるか」ということの要点が、次のようにまとめられています[3]。

---

3) 原文は「用鍼之理、必知形気之所在、左右上下、陰陽表裏、血気多少、行之逆順、出入之合。謀伐有過。知解結、知補虚寫実、上下気門、明通於四海、審其所在、寒熱淋露、以輸異処、審於調気、明於経隧、左右肢絡、尽知其会。寒与熱争、能合而調之、虚与実鄰、知決而通之、左右不調、把而行之、明於逆順、乃知可治。」

【書き下し文】

　鍼を用いるの理、必ず形気の在る所、左右上下、陰陽表裏、血気の多少、行の逆順、出入の合を知る。有過を謀伐[4]すべし。

　結ぼれを解くを知り、虚するを補い実するを瀉し、上下の気門を知り、四海に通ずるを明らかにし、其の所在、寒熱淋露、以て輸の処を異にするを審らかにし、気を調うるを審らかにし、経隧、左右の支絡を明らかにし、尽く其の会を知る。

　寒と熱と争えば、能く合わせて之れを調う。虚と実と鄰せば、知決して之れを通ず。左右調わざれば、把ねてこれを行らし、逆順に明らかなれば、乃ち治すべきを知る。

【日本語訳】

　鍼を用いる際の道理は、必ず蔵府の形気の所在・上下左右の部位、陰陽表裏の病機、および十二経脈の気血の多少、気の運行の逆順、血気の会合などをよく知ること。疾病のありかを攻める。

　疾病はときに「結び目」にたとえられるが、それの解き方を知り、虚しているところを補い、実しているところを瀉し、上下の気の出入する門を知り、経脈が四海と交通する道筋を明らかにしなければならない。それらの所在と、寒熱・淋雨・露風などの病因を明らかにし、腧穴のありかがそれぞれに異なることを詳細に知らなければならない。気の調えかたを詳細に知らなければならない。経脈と左右の分岐や連絡を明らかにし、それらが合するところをすべて明確にしなければならない。

　寒と熱とが相争うようであれば、この調和をはかる。虚か実か似通っていれば、見極めて通じさせなければならない。左右が調っていないならば、左は右に、右は左にとって治療する。病の逆順について明らかであれば、こうした治療の仕方について明確にわかるというものだ。

---

4)「謀伐」は「はかってうつ」こと。『太素』では「誅伐」と記す。ここでは「有過」を治療すること。

ここでは、左右・上下・陰陽・表裏・血気・逆順・寒熱・虚実などさまざまな角度から「調節」を行うことで「調和」した状態にまで導くことが述べられています。古人の残したこの小さな一文は、臨床において現れるさまざまな現象をほとんど包括しており、まさに中国語の「言は簡にして意は賅なり＝言葉は簡単だが内容はすべて尽くされている」[5]といえるでしょう。実際のところ、数千年後の子孫である私たち中国人にとっても、この内容を本当に理解することはそう簡単ではありません。

■ いかに「通」をはかり、いかに「調」をはかるか

　人が何かを学ぶのは実際に使うためであり、概念を理解するだけで実践がともなわないのであれば、中国でいう「百するも一用も無き是れ書生たり＝百勉強しても一つも役に立たない学者」[6]といわれても仕方がありません。私たちは理論を実践に反映させなければならないのです。

　「不通」に関しては、三種類の原因があると前述しました。1の原因に対しては病変経脈の遠位端の是動点に1か所だけ刺鍼し、患者自身に病変部位を軽く動かしてもらうだけで、経脈の秩序を回復させることができます。問題がはっきりしており、病因も明確である状況では、一鍼のみの治療が最も効果が高いといえます。逆に何本も刺鍼して効果を分散させ、かつ互いに足を引っ張り合うような刺鍼法は最も避けるべき方法でしょう。

　2と3の原因に対する治療法はというと、これらの場合は「通」のためにまず先に「調」を行うが必要があるのです。そして、このような場合の「通」と「調」は、明確に区別することはできません。

　「不調」の状態からどのように調和させるのか。これは通と調に関する問題の核心であり、鍼灸治療全体における非常に重要な問題ともいえます。「調」という問題を解決するために、おそらくどなたも耳にしたことがある「虚実」という概念について、次章で述べることとします。

5）原文は「言簡意賅」、清・華偉生『開国奇冤』「被擒」にみえる。「言簡意深」「言簡義豊」など、類似の言い回しも多い。
6）原文は「百無一用是書生」、清朝の詩人・黄景仁の七言律詩「雑感」にある。

第九章
虚実補瀉

　ここでもう一度、「是動則病」の内容に戻ってみましょう。「動」がなければ、何もわかりません。「是動則病」というメガネをかけることで、私たちは、たとえば色の濃淡、形状の長短、大小、凹凸、痛みやしびれなどの、さまざまな「動」を見いだすことができるのです。

　これと似た話に、第四章冒頭に出てきた「故に有無相生じ、難易相成り、長短相形どり、高下相傾き、音声相和し、前後相随う＝そこで有と無が生じ、難しさと容易さができ、長と短がならび、高下の差ができ、音声が互いに調和し、前後の順序が生じる」があります。これは陰陽の、一つを二つに分ける考え方であり、まさに今からお話しすることに合致するでしょう。

　陰陽の考え方によると、さまざまな「動」にもすべて方向性があることがわかります。この方向性は体の状態を反映しています。たとえば「是動点の位置」が病位を判断するために役立つものならば、「是動点の方向性」は、病性を判断するのに役立つものといえます。この病性を大きくまとめたものが、誰もがよくみかける「虚実」です。「混沌が両儀に分かれた」[1] 後は、次なる対処はもう簡単です。ここで登場するのが古くからいわれるところの「虚すれば則ち之を補い、実すれば則ち之を瀉す」[2] です。

■ 言葉にとらわれずにイメージをつかむ

　虚実をどのように判断するかは、それほど難しいことではありません。文章は「思想を載せる器」といいますから、古人がよく用いたであろう「象＝イメージ」による認識方法を使い、まずは文章によってお伝えしたいと思います。

　「虚実」は、「不足（＝足りない）」と「有余（＝余っている）」に対応します。

　身体に現れた虚実の変化は、望診・問診・切診の三つの診断方法を通じて知ることができます。

　最初に行うのは望診による分析です。たとえば、形態に関して、長短の変化が現れた場合、短くなったのであれば不足で「虚」に属し、長くなったのであれば有余で「実」に属します。同様に、小さくなったのであれば「虚」、大きくなったのであれば「実」、陥凹したのであれば「虚」、隆起したのであれば「実」と判断します。

　次に色に関して判断してみましょう。色が濃くなったのと薄くなったのではどちらが不足で、どちらが有余だと思いますか。ちょっと判断に迷ってしまうかもしれません。実は色が濃くなるという変化は、虚である場合も実である場合もあるのです。そして色が薄くなるという変化も、虚でも実でもあるのです。この問題が私たちに提示しているのは、虚実の判断基準を設定する必要があるということです。

　では判断の基準を設定してみましょう。虚に属するものに共通したイメージから一つの模式図を作り、同じように、実に属するものに共通したイメージからさらに一つの模式図を作りました。それを図に示したのが**図9-1**です。

　「虚」とは、一般的には不足・陥下・収縮・吸引・陰暗といった状態を表すのに用いられます。もちろんもっと多くの言葉で形容することもできます。

1）「混沌が両儀に分かれた」の類文として『周易』繫辞上の「是故易有太極、是生両儀」がある。
2）『素問』三部九候論篇第二十に「岐伯曰、必先度其形之肥瘦、以調其氣之虛實、實則寫之、虛則補之、必先去其血脉、而後調之、無問其病、以平爲期」とある。

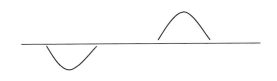

図9-1　不足（左）と有余（右）

これとは反対に、「実」とは、一般的には有余・膨張・発散・放出・明瞭といった状態を表すのに用いられます。

　この「虚」「実」二つの模式図を基にイメージをふくらませ、改めて虚実の判別を行ってみると、ことのほか簡単になります。たとえば発赤という変化があった場合、もし鮮やかな赤や鮮やかを通り越して光沢を発しているような赤であれば実証となります。一方、同じ赤でも暗い赤や暗いを通り越して光を吸収するようなくすんだ赤であれば、虚証となります。

　このように基準となるものがあれば、具体的な問題に遭遇したときに、それを用いて比較することができます。これがつまり『黄帝内経』にいう「其の要を得る者、衆と謀らざるなり」[3]ということです。

　この模式図の用い方を会得すると、虚実を表すのに用いられている言葉がどれもまだるっこしく、核心をついていないことがわかるはずです。まず模式図に代表されるイメージをつかむことです。そうすれば臨機応変に対応することができるようになり、虚実の具体例の一つひとつを覚える必要がなくなるでしょう。あなたは、もうイメージをつかんでいるのですから。

---

[3]　『霊枢』九鍼十二原第一に「知其要者、一言而終＝其の要を知る者は、一言にして終わる」とあり、『素問』陰陽別論第七に「謹熟陰陽、無与衆謀＝謹みて陰陽に熟せば、衆と謀ること無し」とあり、『太素』巻第三・陰陽雑説に「謹能淳熟陰陽脉氣之道、決於心者、不復有疑、故不與衆人謀議也＝謹みて能く陰陽脈気の道に淳熟すれば、心を決する者は、復た疑い有らず、故に衆人と謀議せざるなり」とある。

■ 引導と対抗

　前述の模式図を用いると、虚実をどのように治療するかについてもわかりやすく説明することができます。これも、古人のイメージ思考をあえて紹介したことの大きな理由の一つです。

　虚実とは、人が病気になった後の、異なる二つの状態（病性）を表すものです。この二つの状態に基づいて、すでに紹介したように、古人は「虚すれば則ち之を補い、実すれば則ち之を瀉す」という治療方法を用いたのです。

　「虚を補い実を瀉す」という方法は、皆さんも実際に行ったことがあるのです。たとえばすでに一定の年齢に達している人であれば、ほとんどの方に頭痛の経験があると思います。自分には頭痛の経験がなかったとしても、まわりのだれかが頭痛に苦しんでいる姿は見たことがあるのではないでしょうか。

　頭が痛くなると、人は往々にしてまったく違う二種類の行動を示します。一つは手で頭を抱えたり、手で頭を押さえたりします。頭痛によっては、こうした方法である程度は緩解するのです。もう一つは手で頭を叩き、ひどくなると頭を壁にぶつけるという行動を取る人さえいます。冗談を言っているわけではなく、あまりにも頭が痛いために、本当に頭を壁にぶつける人もおり、頭痛によってはこうした方法によって、やっとある程度緩解するものもあるのです。

　小さいころ、学校の先生が「芸術の源は生活にあるが、生活よりも高次の存在となり得る」と話しておられた記憶があります。少しだけ言葉を変えてみましょう。「鍼灸の根は生活にあるが、生活よりも高次の存在となり得る」と。普段の生活の中から鍼灸を学びましょう。普段の生活の中に鍼灸に関するヒントがたくさん隠されているのです。

　さて、前述した頭痛の例で、一つめの頭痛を先ほど述べた虚実の基準に照らし合わせると、虚と実のどちらに属すると思いますか。もちろん虚です。なぜかといえば、抱えたり押したがるという行動から、凹んでいる、陥下している、不足している、弱っているといった感覚をイメージしませんか。こうした虚の症状に対して身体それ自体が何とかしようとした結果、抱えたり

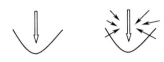 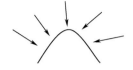

図9-2　気血を集める　　　　　　図9-3　局所への刺激

押したりという行動を取るわけです。これにはいったいどのような意味があ
るのでしょうか。虚の模式図に加えて、手に見立てた矢印を描いたものが**図
9-2**です。もし、この手を下に向かって押したら刺激となって人体に作用し、
何らかの反応を引き起こします。その反応とは**図9-2**の右側の図のように
刺激を加えた場所に向かって周りから気血が集まってくるという反応です。

　気血が集まることによって局所のエネルギー不足状態が解消され、これに
よって頭痛が寛解するわけです。このような過程を私たちは「引導」と呼ぶ
ことにしましょう。

　同じように、実証の頭痛に対しては手で叩いたり、壁にぶつけたりといっ
た行動を取ることがあるのですが、こうした打撃の過程では、叩く側も叩か
れる側もどちらもエネルギーを消費します。これによって局所の過剰なエネ
ルギーを減少させ、頭痛を緩解させることができるのです（**図9-3**）。局所
に強烈な刺激を与えることで、局所のエネルギーを消耗させ、それによって
エネルギー過剰の状態を解消する、このような過程を私たちは「対抗」と呼
ぶことにしましょう。

■ 虚するときには補い、実するときには瀉す

　すでに理解が進んだことと思いますが、虚証の際には「引導」を応用する
必要があります。周りの気血が集まってくるように導き、局所のエネルギー
欠乏状態を解消するのです。これがいわゆる「補法」というものです。気血

が最大限に集まるように導き、なおかつ「対抗」を起こさせないためには、補法は常に温和な刺激で行う必要があり、小さな刺激量を長時間施すのが、その特徴です。

　これに対して「瀉法」が必要な場合というのは、局所のエネルギーが余剰であり、それを消耗させないと解消することができないという「実」の状態です。ですから強い刺激を与える必要があります。強刺激が体の「対抗」という反応を引き起こし、経脈の余剰エネルギーを消耗するのです。この際に、刺激を与える時間は長すぎてはいけません。もし時間が長すぎると過剰に消耗し、逆に「過ぎたるは猶お及ばざるがごとし」[4]となってしまうからです。ですから瀉法の際は、刺激時間を短くするようにします。

　したがって、補法の際はゆっくりで弱い刺激を長時間与える方法が、瀉法の際は速くて強い刺激を短時間与える方法が、それぞれ適切であるということになります。

---

4)『論語』先進に「過猶不及」とある。

第十章 刺鍼法と刺鍼中の技法

前章までで、かなり高いレベルまで鍼灸について勉強してきました。本章では、鍼をどのように扱うかを学んでもらいましょう。実際に初めて触れた鍼は、どんな感じがするでしょうか。

■ 刺鍼の実際

　古代において、刺鍼の際のテクニックは非常に重要なものでした。なぜなら古代の鍼は太くてあまり鋭くなかったため、腕が未熟だと、鍼がまったく刺せなかったり患者に強い痛みを与えることもあったからです。

　現代において、まずおすすめするのは、日本式の管鍼を用いた刺鍼です。一般的に手に入りやすいディスポーザブルの管鍼は、鍼を刺鍼部位に置いて軽く叩くだけなので、痛みをともなわない刺鍼が可能です。

　次に、伝統的な中国鍼の刺鍼の練習方法を紹介します。まだ慣れていない場合は、必ず1寸(約30mm)か1.5寸(約45mm)の短い鍼を使いましょう。

第1歩　右手の手掌を下に向け手を伸ばす(もしあなたが左利きなら、左手を伸ばす)。

第2歩　右手の母指と示指と中指の三指を一緒にし、鳥のくちばしのような状態をつくる。

第3歩　鍼柄をこの三指の間に挟み、鍼尖と手指の指す方向が同じになるようにする。鍼尖は刺鍼部位より7mmほど離す。

第4歩　右手の前腕を引き戻し、肩を落とし、肘を下げ、手首の力を抜く。

第5歩　手首のスナップを効かせる練習をする。手首を瞬間的に上下に動かす。できるだけ肘関節は動かさない。3指に力を込めて鍼体をはさみ、鍼尖は下に向け、すばやく手首をスナップさせる。

第6歩　不用な本(写真印刷用紙でできていないもの。厚めの漫画雑誌ぐらい)を1冊用意し、本に刺鍼する練習を行う[1]。 このとき大事なのは肘関節の動きではなく手首の力を使うことと刺鍼の動作の過程では常に3指に力を込めて鍼を把持した状態であること。

第7歩　もし第6歩の段階で鍼が本の上に立つようになったら、再度練習

---

1) 出版事情などが異なる場合があり、日本における刺鍼の練習には専用の鍼枕等の練習道具を使用したほうがよい。

を繰り返した後、人体に試してみるとよい。一般的には鍼が本に立つようになれば、人体に刺しても無痛で刺鍼ができる。

■ 刺鍼中の技法

皮膚に刺入した後は、鍼尖を必要な位置まで到達させる必要があります。一般的な刺入の深さとしては0.5寸(約15mm)くらいで十分です。1.5寸の鍼を用いた場合でも、刺入する深さは1寸までとしましょう。

目的の深さまで刺入した後の技法があります。鍼灸治療においては非常に重要です。私は世界鍼灸学会連合会(WFAS)の仕事に従事していたときに、世界各地の診療所で見学をする機会が頻繁にあったのですが、外国の鍼灸従事者は一般的に技術レベルが低いようです。正確に取穴したとしても、刺鍼中の技術しだいでは、本来なら得られる効果がなかなか得られません。

まず「撚転」と「提挿」という二種類の方法を会得しましょう。

(1) 撚転法：鍼を一定の深さまで刺入した後、右手の母指・示指・中指で鍼柄を把持し、鍼を左右に撚るように旋撚させるのが「撚転法」です。一般には180°〜360°くらいの角度で撚転を行います。一方向に360°以上撚転すると筋線維が鍼に絡んでしまう可能性が高いので、一般的には推奨できません[2]。

> **Tips**：私が実習生として通っていた病院に、独学で鍼灸を勉強していた学生が実習に来ていました。先生が彼に患者への鍼治療を行わせたときのことです。彼は非常に物腰の柔らかい感じの人だったのですが、なぜか彼に鍼を刺された患者はみんな大声を上げるのでした。そばで観察してみると、一方向のみへの撚転を行っていたことがわかりました。当然ながら筋線維が鍼にしっかりと絡みつき、痛みが生じていたのでした。

---

2) 日本では一方向にひねって繊維を絡ませるような手技を「回旋術」という。

（2）提挿法：鍼を一定の深さまで刺入した後、鍼を刺したまま引き抜かずに上下に動かして、刺入を深くしたり浅くしたりを繰り返します。鍼を刺入部位の浅層から深層へ刺し入れるのを「挿」、深層から浅層へ引き上げるのを「提」といいます。一般的には均等な指の力で行い、提挿の幅が大きくなりすぎないように注意します。また、鍼体の刺入角度を保持したまま、刺鍼の角度・方向・深さを変えないように提挿を行います[3]。

■ 鍼感

上記の技法を行うと、患者の身体には「経気感応現象」が生じ、酸・麻・脹・重などの感覚が現れますが、これを「鍼感」と称してます。

病状によって、強い鍼感が必要になる場合と、弱い鍼感が必要になる場合があります。さらにはまったく鍼感を感じさせない施術法もあります。鍼感の有無だけが鍼の効果の良し悪しの指標ではないので、鍼感の強さばかりを追求して患者に不必要な苦痛を与えることは、絶対に避けましょう。

3）日本では細かくこの操作を行うことを「雀啄術」という。

第十一章

三鍼療法

　「三鍼療法」は、私が古典鍼灸を実践する中で経験的に得た方法です。方法論としてマニュアル化していますが、あらゆる問題をそれのみで解決できるわけではありません。しかし、もしあなたが初心者であるなら、三鍼療法を会得することによって、武芸十八般のうちの一つを学んだのと同様の価値はあるかと思います。そして、これからさらに鍼灸を学んでいく上での基盤を築くことにつながるでしょう。

■ 鍼の刺激

　鍼灸治療を受けたことがある人ならご存知かと思いますが、刺鍼の際、つまり鍼を刺入する際の痛みは、事前に思い込んでいたほど痛いものではありません。むしろ、鍼を刺した後に行われる手技によって起こる、酸・麻・脹・重・放電感などの感覚を苦痛と感じる人もいるでしょう。

　経脈が実している病証の際には、そういった感覚が特に強く現れます。以前、友人の一人に白帯過多（おりもの過多のこと）の症状があったため、私が鍼治療をしたときのことです。鍼を刺したとたんに強烈な酸脹感（重だるく腫れぼったい感じ）を感じた彼女は、刺さっている鍼に私が再度触れようとするのを断固として拒否しました。そのとき、彼女は足の太陰経の実証であったため、治療にはより強い刺激が必要だったのです。鍼に触れることもできず、治療効果を出せといわれても無理な相談でした。かといって、もし必要な手技のために鍼を動かしたりしようものなら、彼女は二度と鍼治療を受けようとは思わなくなったでしょう。

　患者の感覚を考慮し苦痛を極力少なくした上で、なおかつ大きな治療効果を得るにはどうしたらよいのか。この問題は私の頭の中をずっとぐるぐるまわっています。

　何らかの問題があるとき、それは進むべき方向があるということになります。その方向へ向かって努力すれば、答えが見つかるものです。

　…瀉法の目的は何か。

　…経脈のエネルギーを消耗すること。

　…では、経脈のエネルギーを消耗させるためには、ほかにどのようなやり方があるのか。

　解決案の一つとして、同一の経脈内で問題を解決する方法がありますが、強い刺激が必要となります。どうしても刺激を弱めたいのであれば、鍼の数を増やす必要があります。そうすれば一本の鍼が消耗するエネルギーは減りますが、総量としては同じになります。

もう一つの案としては、システムの外から解決する方法があります。問題のある経脈と表裏関係にある経脈を用いることで、患者の苦痛を軽減させることができます。たとえば足の太陰経の実証であれば、表裏関係にある足の陽明経に気血を導くのです。足の太陰経に鍼を２本刺し、足の陽明経に鍼を１本刺すことで、足の太陰経の実証を緩解させることができます。

■ 双方向調節

ここで、次のように思った方もいるのではないでしょうか。もし、虚実を間違えて刺鍼してしまったら「補瀉反すれば、則ち病益ます篤からん[1]。＝補瀉を間違えば、病気はさらに悪化するだろう」となるかもしれないと思い、怖くて鍼など打てない、と。

実はその心配は理論上の心配にすぎません。実際の臨床においては、仮に意図してそのようにしようとしてもなかなかそうはなりません。

なぜなら経脈が虚しているときは、経脈の敏感度は相対的に低く、刺鍼に対する体の反応は強烈なものとはなりにくいため、気血を集めるような反応がメインとなるからです。また、経脈が虚弱である場合、刺鍼の感覚はまるで綿花に刺しているような、スカスカな感じがすることがほとんどです。そのため、虚の状態に対しては、瀉したいと思ってもそう簡単にはできるもの

第十一章 **131** 三鍼療法

1）原文は『霊枢』邪気蔵府病形第四「補寫反、則病益篤」。

ではありません。

　同じように、実証の患者の経脈は敏感度がとても高く、往々にして鍼を一刺しするだけで、強烈な鍼感が得られ、自然とエネルギーを消耗することになります。したがって瀉法ではなく補法をしたいと思っても、一般の人にとっては無理なことなのです。

　このように、まるでツボ自身が選択的に補瀉の作用を生じているかのような状態を、多くの鍼灸学の本では「ツボの双方向調節作用」として紹介しています。

■ 三鍼療法

　前述の是動点の内容を組み合わせて、考え出したのが「三鍼療法」です（図 11-1 ～ 6）。

　たとえば手の太陰経の実証であれば、手の太陰経上の 2 か所に刺鍼し、表裏関係にある手の陽明経上の 1 か所に刺鍼します。これを「手の太陰三鍼」と呼びます。もし手の陽明経上に 2 か所刺鍼し、手の太陰経上に 1 か所刺鍼した場合は、「手の陽明三鍼」と呼びます。

　これは私の造語で、臨床で学生さんたちと話すときに、よく使っています。ほかから見学に来られた医療関係者の方の中には、何を話しているのかよくわからない方もおられるかもしれません。

■ 手の太陰三鍼

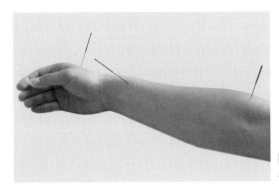

図 11-1
手の太陰経実証の治療

■ 手の厥陰三鍼

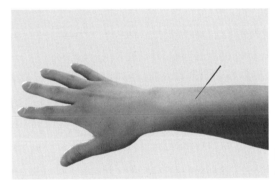

図 11-2（1）
手の厥陰経実証の治療

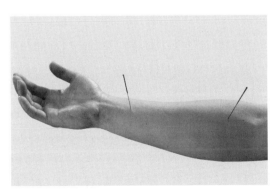

図 11-2（2）
手の厥陰経実証の治療

■ 足の太陰三鍼

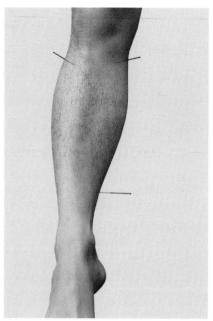

図 11-3
足の太陰経実証の治療

■ 足の厥陰三鍼

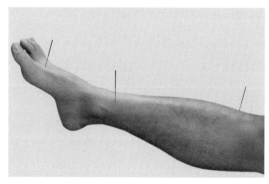

図 11-4
足の厥陰経実証の治療

手の少陰と足の少陰は、虚実を問わず通常は1か所にのみ刺鍼します。

■ 手の少陰経一鍼

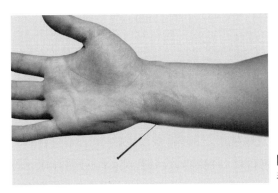

図 11-5
手の少陰経の治療

■ 足の少陰経一鍼

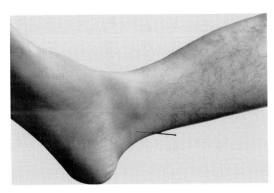

図 11-6
足の少陰経の治療

陽経の刺鍼方法は、陰経の場合とちょうど反対になるだけなので、ここでは述べません。

■Dセット

　第六章で16点法を紹介したとき、もしすべての経脈に問題が現れていた場合はDランクと定義しました。さて、これを三鍼療法と組み合わせると、一つの疑問が生じます。Dランクの患者は全身の広範囲に問題が存在します。その場合も、すべての経脈に3鍼ずつ刺鍼することになるのでしょうか？それでは全部で24本も刺すことになり、患者はほとんどハリネズミになってしまいます。

　実際にDランクが現れた場合の治療方法は、原則的にはすべて同じです。それを「Dセット」と呼ぶことにしましょう。

　Dセットの原理はいたって簡単です。問題が全身に及ぶような広範囲性のものである場合、最初に解決しなければならないのは食事の問題です。消化吸収さえ問題なくしっかりできていれば、中国でいう「留めて青山在るを得れば、柴の焼く没きを怕れず＝青山さえ残っていれば、たき木の心配はいらない」[2] ということです。

　具体的にはまず足の太陰経を調節することに的を絞り、足の太陰経に2鍼（陰陵泉穴・三陰交穴）、加えて足の陽明経に1鍼（足三里穴）を打ちます。一般的には太陰に最も影響を与えるのは厥陰系統です。したがって厥陰の表裏関係にある足の少陽経に1鍼（陽陵泉穴）、さらに上下のバランスを取るために手の陽明経に1鍼（合谷穴）、全部で左右10鍼となります（**図 11-7 (1)(2)**）。

　足の太陰経が回復してくると、患者の体力もだんだんと回復し、それにともなって多くの症状も消失します。いったんCランクまで回復すれば、相応する経脈に的を絞った治療を行うことができるようになります。

　Dランクの患者の3つの特徴を覚えていますか？

　1.　疲れやすい。

---

2) 原文は「留得青山在、不怕没柴焼。」明の『初刻拍案驚奇』巻二十二の言葉。後世に類文として使われることがあり、2012年の医療テレビドラマ『心術』にも使われている。

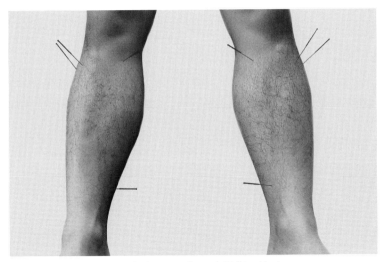

図 11-7（1）　足の太陰系・陽明経・少陽経の治療

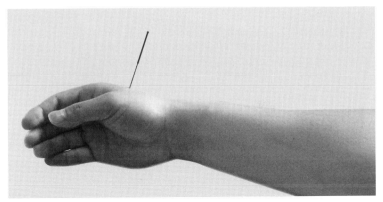

図 11-7（2）　手の陽明系の治療

2.　睡眠障害がある。

3.　消化器症状がある。

　16点法に基づいて身体状況に対する評価を行ったとき、13点以上の痛みがあり、さらに上記の3つの特徴が存在するならば、確信を持ってこのDセットを使ってください。

第十二章
特殊鍼法

凡そ刺の要は、官鍼最も妙なり。九鍼の宜しきは、各おの為す所あり。長短大小は、各おの施す所あり。其の用を得ざれば、病移す能わず[1]。

〔『霊枢』官鍼篇〕

この文章の意味は、「鍼治療に用いる鍼にも大小長短それぞれ異なる鍼があり、病状の必要性に応じて異なる道具を用いる必要があり、そうしないと効果も思わしくない」ということです。

本章では皆さんに見聞を広げていただくため、いままで述べたものとは異なる鍼灸の方法に関して、簡単にいくつかご紹介します。

■ いろいろな特殊鍼法

　一般的に鍼灸といわれてイメージするのは、おそらく一本の細い針ではないでしょうか。実際には漢の時代にはすでに**図 12-1** のような九種類の専門の鍼具（九鍼）がありました。

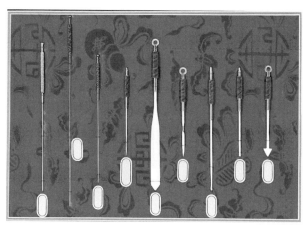

図 12-1　九鍼

　その後、臨床でのさまざまな必要に応じて、より新しい鍼灸の器具がたくさん登場してきます。たとえば吸い玉・刮痧板・梅花鍼などです。たくさんある中から適切なものを選んで用いるには、その基本的な原理を理解している必要があります。

　古人は病変層を皮・肉・筋・骨・脈[2] の五層に分けていました。病変が

1）原文は「凡刺之要、官鍼最妙。九鍼之宜、各有所爲、長短大小、各有所施也、不得其用、病弗能移。」

2）ここで挙げられている「皮・肉・筋・骨・脈」は、『霊枢』九針論第七十八に「五主、心主脉、肺主皮、肝主筋、脾主肌、腎主骨」とあるのを踏まえるとみられる。ほかに『素問』宣明五気篇第二十三に「五蔵所主、心主脉、肺主皮、肝主筋、脾主肉、腎主骨、是謂五主」とある。

140

起こっている層に応じて、それぞれに適した刺鍼方法を用いていたのです。ここでは現代でもよく用いられている、有効でかつ簡単な、いくつかの方法を紹介します。

■ 刮痧（かっさ）

日本ではまだ十分に普及していないようですが、現在、刮痧はすでに中国では美容業界におけるトレンドの一種となってしまったようです。刮痧は皮部に作用し、主に比較的表層の疾病を治療するのに用いられます。たとえば感冒の場合、治療法としてまず選択すべきなのが刮痧です。なぜなら感冒の場合、病変部位は皮毛であり、治療もそこにすべきだからです。感冒に対して一般的な鍼治療を行っても、その治療効果が刮痧よりも劣るということはよくあります。

■ 吸い玉（抜罐・カッピング）（ばっかん）

吸い玉は多くのファンに愛されており、いわゆる「火気」「湿気」を体内から抜き出すことができる方法です。吸い玉は刮痧よりも少し深く、皮毛・皮下、さらには肌肉の層にも作用を及ぼします。

多くの層にわたって作用を及ぼすので、適応範囲もそれにともなって広くなり、一般的には主に表層の疾患に用いられます。実際に重度の疾患に対し、治療の初期段階で何度か吸い玉を施したところ、すぐに緩解したものの、さらに続けると、まったく効果がなくなってしまったという経験のある方は少なくないはずです。吸い玉で治療できる範囲を超えると、どうしてもそれ以上の治療は難しくなってしまいます。

■ 挑刺（ちょうし）

これは皮膚層に作用する刺鍼法の典型といえます。中国における著名な鍼灸家・李定忠先生はとくにこの挑刺を得意としていました。この方法は皮膚層に作用するため、皮膚病の治療に対して最も直接的であり、最も早く効果

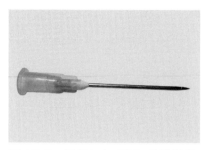

図 12-2　針具として用いる注射針

が現れる方法でもあります(**図 12-2**)。

■ 直鍼刺

　浮鍼療法の前身となる方法です(**図 12-3**)。直鍼刺は皮下層に対して刺鍼を行いますが、痛覚神経は皮下層までは分布していないため、患者にまったく痛みを与えることなく刺鍼を行うことができます。『霊枢』官鍼篇にある記述では、比較的表層の寒邪を治療する方法ですが、現在では主に痛みの治療に対して用いられています。

　局所軟部組織の損傷による痛みに対して用いると往々にして即効性の効果が得られます。南京の符仲華博士はこの方法を発展させたものを「浮鍼」と

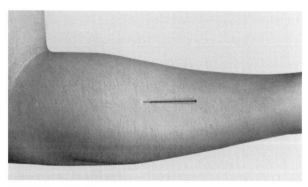

図 12-3　直鍼刺

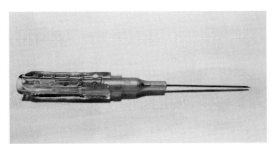

図12-4　浮鍼

名付け、専用の新しい鍼刺用具を開発しました(**図12-4**)。この鍼具は一般の鍼灸鍼よりも太いため、刺激も強く、そのため効果もより速く現れ、より広い範囲で治療に用いられています。

　さらに深い層の組織に対して刺鍼を行う場合は、危険度が高まるため、より専門的な技術が必要となってきます。専門的な学習と訓練を積んでいない人は、より深い層への刺鍼は避けたほうがよいでしょう。本書でもこれ以上は述べないことにします。

■ 血病と刺絡

　さきほど、鍼灸が対応できる病変の層は「皮・肉・筋・骨・脈」の五層に分けられると述べました。そして、血病が「脈」層の疾病の現れであることは疑いようがありません。「脈」とは現在でいうところの動脈・静脈・毛細血管を含むいわゆる血管のことです。血液の最大の特徴である「流動性」によって、身体の各器官が新陳代謝を行う手助けをしています。

　そのため、血液が「流動性」という特徴を失うと、新陳代謝を助けるという血液の機能が働かず、代謝によってできた老廃物を蓄積してしまいます。すると血液の色つやは暗くなり、さらに周囲の血液の、正常な循環にも影響を及ぼします。

　血病に対し、最も適している方法は悪い血を除去し、血液を流動させることです。血病が生じる原因は「正常に流動していない」ことにあります。血

病に現れる症状には、以下のような共通した特徴があります。

　①固定していて、移動しない。

　②夜間に重くなる。

　③活動後は軽減する。

　④瘀斑が顕著に現れる。

　①〜③の特徴は問診によって判断することができます。④の特徴は望診によって血瘀の部位を見つけることで判断できます。

　血病を治療するときの原則として「菀陳すれば則ち之を除く」[3]という考え方があります。これに対して最も適した方法が刺絡であるといえます。

　一般的には、刺絡は次のように行われます。

・深層にあって直接見ることができない瘀血に対しては、病変局所に刺絡抜缶を施す。

・下肢に現れた顕著な血管の異変に対しては、採血針を用いて刺絡を行う。異変がある血管は瘀滞した血液によって圧力が高くなっている。そのため刺絡用の鍼を用いて血管壁を刺すと、これらの血液が自動的に流れ出てくる。慢性の瘀血に至っては、血液が噴射状に噴き出てくる場合もある。したがって採血針を用いるときは、患者を立たせたまま行うことで、血管圧力がより高くなり、瘀血がよりスムーズに流れ出るようになる。またこのほうが、術者が瘀血の処理を行いやすい。

　刺絡療法には、ある種のテクニックが必要とされます。これは術者の刺鍼テクニックのレベルと密接に関連しています。刺絡の際は、鍼灸家自身には「穏（安定していること）」、「準（正確であること）」、「狼（ためらわないこと）」といったことが要求されます。「穏、準、狼」とは、手元が震えることなくしっかりと安定した状態で、精神的にもあわてることなく、病変血管に対し一回の刺鍼で確実に血を出すということです。

　そして、患者の状態に対し常に注意を怠らないようにし、暈鍼（刺鍼による脳貧血）を防止する必要があります。暈鍼を防ぐには、最初に患者に心理

3）『霊枢』九鍼十二原には「凡用鍼者、虚則實之、満則泄之、宛陳則除之、邪勝則虚之」とある。

的な指導を行い、安心させることが大切です。刺絡療法を行うと症状がすぐに軽減するということを説明し、リラックスできる環境の下で治療を行います。患者の手掌や額にわずかでも発汗がみられたら、すぐに刺絡を中止し、患者を仰向けに寝かせて休ませます。刺絡の後は、患者に糖分を含んだ水分や白湯を飲ませ、充分な休息をとるように指導します。

　刺絡をやめる目安は「変色すれば即ち止む＝血の色が変わったらやめる」といわれるように、流れ出た血液の色が暗紅色から鮮紅色に変わってきた時点で、刺絡をやめて止血します。

第十三章

暈鍼の処置

　「先生、少しめまいがします」その とき、少女は息苦しそうに言いました。 額には汗をかいており、顔色は白く、 体も震えているようです。術者はそれ をみると、あわてて彼女に近づきすべ ての鍼を抜いて治療用ベッドの上に 横たわらせました。これは伝説のよう に語られる「暈鍼」[1] です。

鍼灸は、たくさんある医療手段の中でも、おそらく最も安全な部類に入ります。胸背部への刺鍼を避け、暈鍼に対する処置を適切に行えば、一般的には重大な医療事故は起こり得ません。したがって解剖学的な知識がまだ十分でない初学者が施術を行う場合は、胸背部への刺鍼は原則的に禁止し、なおかつ暈鍼処置の方法を確実に把握することが、安全に鍼灸治療を行うための必須条件となります。

　暈鍼とは刺鍼の過程で、突然のめまい・動悸・悪心、さらには卒倒などの諸症状が現れることで、処置方法が不適切であると、ショックを引き起こし死亡に至る場合もあります。だからといって鍼治療自体を否定する必要はまったくありません。適切な処置を行えば、暈鍼による悪影響が現れることもありません。さらに、中国では「百鍼は一暈に如かず」ともいい、暈鍼によって思いがけない効果が得られる場合もあります。

■ 暈鍼の原因

1. 暈鍼のいちばんの要因は恐怖心です。初めて鍼灸治療を受ける人は、普段の生活で鋭利なものによるけがの体験などを鍼灸に重ね合わせやすく、それによって痛みに対する恐れ・緊張・恐怖感といった精神状態が生じるのです。中医学で「恐るれば則ち気下る」[2] というように、恐怖感を生じると大脳の血液供給不足を起こしやすく、これにより脳貧血となるのです。

2. 空腹は暈鍼のもう一つの大きな要因です。暈鍼の多くの報告例では患者が空腹状態であったことがわかっています。患者がまったく空腹感を自覚していないような場合であっても、暈鍼を引き起こす可能性が高くなります。

3. 鍼灸治療にあたって、座位や立位にて治療を行うと暈鍼を起こす可能

1）暈鍼とは、治療時に副作用として起こるめまい、悪心、脳貧血のこと。
2）『素問』挙痛論篇第三十九に「怒則気上、喜則気緩、悲則気消、恐則気下…」とある。

性が高くなります。とくに起立性低血圧の既往歴のある患者の場合は、座位や立位での治療は避けたほうがよいでしょう。

4. 治療による刺激が強すぎると暈鍼を起こします。刺激の強さに対する感受性は人によって違うので、一概に数量化することはできません。一般的には、刺激強度が患者の感受性を超えた場合は強すぎるということができます。

5. 環境的な要因によっても暈鍼は起こります。診療室の雰囲気が重苦しかったり、室内の空間が狭かったり、天気が良くなかったり、気圧が低かったりといった要因も暈鍼を誘発することがあります。

暈鍼の原因がわかったところで、症状について理解しましょう。

暈鍼は前兆期・発作期・回復期という三つの過程に分けられます。

前兆期、最初に現れる症状は手掌の発汗です。つぎに額部の発汗が現れます。額部の発汗が見られたときには、暈鍼の可能性を十分に警戒する必要があります。私の臨床経験からすると、額の発汗が現れてからも、患者に座位や立位を取らせたままでいると、往々にして一分以内に暈鍼が起こります。

発作期には患者はめまい、目のかすみ、動悸、胸苦しさ、悪心、四肢の脱力感などを訴えます。素早く何らかの処置を行う必要があります。そうでないと患者は一瞬のうちに昏倒し、意識不明となったり、意識の低下・顔色蒼白・全身の冷や汗・四肢の冷え・血圧低下・脈拍数の減少や脈が細く弱くなるといった所見が現れるかもしれません。

適時、適切な処置さえ行えば、すぐに回復期へと移行します。患者は意識がはっきりし、全身状態を自覚し、血の気がなく白くなっていた顔色は赤みを帯び、四肢は温かくなり、脈拍も正常になり、脈も強くなってきます。

重度の暈鍼の場合は、上記の三つの過程が典型的に現れますが、軽度の場合はただちに回復期へと向かいます。

■ 暈鍼の予防

術者としては、努めてリラックスできるような環境をつくります。暈鍼を

起こしやすい傾向のある患者に対しては、鍼灸が痛くないことを根気強く丁寧に説明し、恐怖感を取り除く必要があります。可能であれば、鍼灸の経験があるほかの患者のアドバイスを聞くことで患者の不安感を軽減させ得ることもあるでしょう。

　もし患者が空腹状態であった場合は、軽く何か食べてから鍼灸治療を受けるように伝えます。鍼灸治療の際はできるだけ臥位で行うほうがよいのですが、もし必要があって座位や立位を取る場合は、十分に患者の状態に気を配り、手掌に汗をかいていないか、額に汗をかいていないか、顔色は白くなっていないかなどを観察する必要があります。刺鍼・施灸の際には、患者にどのような感じがするかをときどき尋ねてみて、刺激が強くなりすぎないように注意します。

■ 暈鍼の処置法

　暈鍼が起こった際に最も重要なのは、術者が落ち着いていることです。そしてその落ち着きを患者に伝えることができれば、患者の緊張した精神状態を緩解させ、暈鍼を収束させる方向にコントロールしやすくなります。

　私自身は暈鍼が起こった場合には、あくまで穏やかで落ち着いた態度で患者を安心させるようにのぞみます。

　そして鍼灸治療を中止して、すべての鍼を抜きます。患者を診療ベッドに横たわらせると同時に、母指で患者の中指先端の両側をつまみ、めまいや悪心が緩解するまで繰り返し何度か刺激します。もしすでに卒倒してしまった場合は、中指をつまむのではなく、人中を意識がはっきりするまで爪の先端で繰り返し何度も押します。また、可能ならば温めた砂糖水を患者に飲ませると、暈鍼を緩解させる助けとなります。

　もし、こうした方法がどれも無効であった場合は、迷わず救急車を呼んでください。おそらく患者には暈鍼以外の原因があると考えられます。

　暈鍼の処置方法をまとめると、「安心・抜鍼・中指・平臥・温水」と、十文字で表現できます。

第十四章
医療者の三つの心得

鍼灸治療の効果は、鍼の技術によってのみ決まるわけではありません。ほかの補助的な要素もまた、治療効果を大きく左右するものです。なかでも最も重要なのが、医療者としての三つの心得です。

■ 医療者としての風格

鍼灸治療を行う上で、施術者が患者の信頼を得ることはとても重要なことです。信頼こそがカギであり、「信ぜざる者は治せず」[1] とさえいえます。信頼を得られていない患者を治療しても意味がありません。

なぜここまで言及するかというと、鍼灸は治療効果がすぐに現れる場合もありますが、それほどではない場合も少なくありません。そうした場合、患者は一定の期間、治療を受け続ける必要があります。また、疾病によっては進行性のものもあり、その場合もすぐに疾病のコントロールができるわけではなく、段階的な治療が必要となります。また、疾患によっては症状が反復して現れる性質のものもあります。ただそうした病態変化の規則性を、患者自身が理解しているとは限りません。

さらに、どのような疾患もさまざまな要素によって形成されたものであり、それらすべてが治療の効果に影響します。鍼灸治療は治療効果を上げる一つの要素にすぎません。信頼という前提があれば、患者の協力を得て治療を続けることができますが、もし信頼が得られなければ患者は往々にして途中で鍼灸治療を投げ出してしまい、甚だしくは鍼灸という治療方法自体を否定してしまいかねないのです。

そうならないためにも、鍼灸臨床家は、診療水準や診療技術を高めるのと同時に、医療者としての風格も大事にする必要があります。

清潔感のある身だしなみ、謙虚な言葉づかい、無駄のない動作、自然なたたずまいなど、どれもおろそかにしてはいけません。なぜなら、患者は往々にして外見から医療者のレベルを判断するものだからです。ですから医療者として自信に満ちた態度で、専門的な訓練をきちんと受け、高い資質を備えているということを患者に理解してもらう必要があります。こうしたことは誰にでもできることなのですが、実際には多くの術者がないがしろにしてい

---

1) 『史記』扁鵲伝に記す「扁鵲六不治」の五つ目に「信巫不信医＝巫を信じ医を信ぜず」とある。

ることです。

■ 診断の際の心理状態

　診断を行う際の医療者の心理状態も非常に重要な要素の一つです。一般的に医療者が診断を行う際の心理状態は二種類あり、私はこれを画家と鏡になぞらえて理解しています。

　画家は、絵を描くとき、心の中にはすでに完成形を思い描いていることでしょう。まだ患者に対して総合的な検査を行っていないにもかかわらず、先入観のみに頼って、病因を判断するようなやり方では、色眼鏡で問題をみているために、患者の病態の全体像を分析することができません。これでは患者の疾病を正確に判断するのは難しいでしょう。

　医療者は鏡と同じようであるべきで、客観的にありのままを映し出し、実際の患者の病状を診断に反映させる必要があります。このような診断のための基礎をきちんと身につけることで、初めて患者の病状に対して総合的な把握と分析を行うことができるのです。

■ 治療の際の心理状態

　治療の際の鍼灸臨床家の心理状態について、以下に二つの過ちを挙げておきましょう。

1.「必ず治す」という心理

　どのような原因であるにしろ、経験的な認識によって先走った決定を下すと、鍼灸臨床家は重い荷物を自ら背負い込むことになります。さらに効果をあせるあまり、正確な病状の判断・合理的な治療方針の立案・治療方針の徹底といったことができなくなります。

2.「必ず速く治す」という心理

　何事にも過程や段階というものがあり、疾病にも変化の規則性があります。中国でよく俗に、「病来ること山の倒るるが如し、病去ること絲を抽くが如

し」[2] といいます。つまり、病気になるときは急に、治っていくときはゆっくり少しずつということです。疾病の発生・発展・転帰には必ずある一定の規則性があり、その存在を軽視すると、「急いては事を仕損じる」ということになりかねません。

実際、疾病に影響を及ぼす要素は、生活習慣・家庭環境・職場環境などたくさんあるのです。このいずれもが治療の効果にも影響を及ぼします。鍼灸は患者をとりまいている、たくさんある要素の中の一部分にすぎません。私たちにできるのは、この一部分をしっかりと行うということなのです！

「道は是れ無情なるも却りて有情なり＝道は無情であることによって、かえって有情である」[3] という言葉がありますが、疾病に対して冷静に客観に徹したとしても、人間的な温かみを失うことにはなりません。大事なのは一人の医療者として、疾病発展の規則性を徹底的に理解し、その規則性に則って、最も有効な治療方針を決めるということです。そうすることによって、初めて本当の意味で患者を助けることができるのです。

154

2）原文は「病来如山倒、病去如抽絲。」
3）原文は「道是無情却有情」、唐の劉禹錫の「竹枝詞」の一句で、後代の文学作品などによく用いられる。
訳者注）中国では鍼灸師も「医生」であるため、原文はすべて「医生」という。通常は「医師」と訳す。本章ではこれを文脈から、鍼灸を職能としている場合には「鍼灸臨床家」、患者に対してより広い意味で使われている場合には「医療者」と訳している。ほかに文脈から表現の重複を避けて「施術者」とした部分がある。

第十五章

鍼灸医徳
医療者の
倫理観

　医徳、つまり医の倫理については非常にたくさんの書物で述べられています。よく知られているものとして、西洋には「ヒポクラテスの誓い」があり、中国には孫思邈の「大医精誠」があります。これらはいわずと知れた古典であり、私が改めて贅言を費やす必要はありません。

　ただ、鍼灸には独自の特徴もあるので、僭越ながら臨床家がとくに大事にすべきであろうと思うところをいくつか述べておきます。鍼灸臨床家は常に、脳裏に「慈愛」「尊重」「謙虚」という文字を刻んでおくべきだと思っています。

【書き下し文】

　凡そ大医の治病、必ず当に神を安んじ志を定むめ、欲することなく求むることなく、先ず大慈惻隠の心を発し、含霊の苦を普_{あまね}く救わんと誓願すべし。もし疾厄有りて来たりて救いを求むる者あれば、其の貴賤貧富、長幼妍媸、怨親善友、華夷愚智を問わず、普く一等を同じくし、皆至親の想いの如くすべし。亦た前を瞻後ろを顧み、自ら吉凶を慮ることなく、身命を護惜することを得ず。彼の苦悩を見るに、己が之あるがごとく、深心凄愴しす。検蹶 昼夜 寒暑 飢渇 疲労を避くるなく、一心に救いに赴き、功夫形跡の心を作_なすことなし。此くのごとければ蒼生の大医為_たるべし…。

〔唐・孫思邈　『備急千金要方』大医精誠〕[1]

【日本語訳】

　名医が病を治療するときには、必ず精神を安定させて集中し、自ら欲するものも求めるものもなく、大いなる慈悲思いやりの心で、生きとし生けるものの苦しみをあまねく救おうと誓願をたてなければならない。もし病があって救いを求めてくる者がいれば、貴賤や貧富、長幼や見た目の良し悪し、怨みに思う親族か善き友人か、同国人か異民族か、愚か賢いかを区別せず、皆を同じように扱い、皆最も親しいものの思いに思いを重ね、身の処し方を気にしたり、自分の吉凶を気にかけたりすることなく、昼夜・寒暑や飢渇・疲労を避けることなく、一心に救いに赴くべきで、自らの出世などに心をくだくことがあってはならない。その

---

1) 譚先生の引用を、常用漢字を用いて記すと「凡大医治病、必当安神定志、無欲無求、先発大慈惻隠之心、誓願普救含霊之苦。若有疾厄来求救者、不得問其貴賤貧富、長幼妍蚩、怨親善友、華夷愚智、普同一等、皆如至親之想。亦不得瞻前顧後、自慮吉凶、護惜身命。見彼苦悩、若己有之、深心悽愴。勿避険蹶、昼夜、寒暑、飢渇、疲労、一心赴救、無作功夫形跡之心。如此可為蒼生大医（反此則是含霊巨賊）」となる。（）は譚先生の引用には入っていない。大医精誠は『孫真人千金方』『備急千金要方』との校勘によって、字並びはこのようにするのが普通である。書き下し文と日本語訳は訳者による。

ようであれば、生きるもの全体にとっての大医となり得るであろう。

■ 慈愛

　病院に行くのが好きという人はあまりいないでしょう。鍼を刺されるのが好きという人はもっと少ないと思います。患者は、症状があるから治療を受けに来るのです。いろいろと調べた上で、心の準備をし、それでも不安が募るのに耐えながら、やっと鍼灸治療を受けに来るのです。

　このような患者と相対したとき、まず患者の痛みに共感し、慈愛に満ちた態度で接することで初めて、患者は心理的に落ち着きを得るのです。そこでより良い信頼関係が生まれ、患者と医療者は協力関係を構築することができるでしょう。

　確かに、患者の中には怒りっぽく、まるで最初から言いがかりをつけに来たかのような態度の人もいます。覚えておいてほしいのは、そのような態度を取る場合は、まさに厥陰に問題があるからなのです。厥陰に問題があると、まるでハリネズミのようなとげとげしい態度になります。こういうときこそ医療者は広い度量と、暖かい両手、ユーモアにあふれた言葉で、暖かな春風のように、患者の不安や陰鬱な気分を掃き出してあげる必要があるのです。

　どのような患者でも常に弱者であって、身体と魂とがいままさに苦痛を受けており、医療者が充分に理解し助けてくれるのを心から願っているはずです。確かにモンスターペイシェントと呼ばれるような患者やその家族は存在します。けれども忘れないでください。こういった人たちもやはり医療者の助けを渇望しているのです。モンスターはそれほど多くはありません。起こる可能性が低いことを恐れて、一貫した診療態度を変えるべきではありません。

■ 尊重

　患者を尊重するということは、医療者にとって非常に重要なことです。人体は自然界の高度進化の産物であり、その複雑さは人々の想像を超えています。自分の聡明な大脳だけに頼って、臨床上の複雑な問題を解決するなどできません。私たちには師の指導が必要であり、医療者にとって最良の師とは、患者なのです。患者は私たちに問題を提起するだけでなく、答えも教えてくれます。患者が私たちの師であるのなら、その患者を尊重しないなどということはありません。

　実際、患者を尊重し、注意深くその話を聞き、その体に反映されたさまざまな情報を細かく観察することで、医療者は着実に成長することができます。別の面からいえば、心は伝わるものであり、医療者が患者を尊重することで初めて、「患者から尊敬される医療者」という名誉を勝ち取ることができるのです。患者の心からの尊敬を得られない施術者は医療者失格でしょう。

■ 謙虚

　「鍼灸を含むあらゆる医療手段は、根本的に、疾病を治癒させるための補助的手段に過ぎない」というと、多くの人が困惑するかもしれません。かといって、医療者はただ補助的な治療をしているだけに過ぎない、ということでもありません。

　医療者はあらゆる治療手段を行う過程において、非常に重要な存在です。けれども治療は、医療者のみで決まってしまうわけではありません。とくに鍼灸治療は、薬のように外部から何らかの形で体内に取り入れる治療ではありません。患者の身体上のある部位に刺激を加えることで、患者自身の自己回復能力が惹起され、その自己回復能力が全身の機能を調節することによって疾病が治癒するのです。

　したがって、鍼灸治療において主導的な作用を及ぼすのは、患者の自己回復能力であり、これは鍼灸治療の内的因子といえるものです。一方、術者が

何らかの方法を用いて患者の身体に刺激を与えることは、外的因子といえるでしょう。

　もし医療者が自分の功績ばかりにとらわれて、病気が回復したのはすべて自分のおかげであると考えるようになると、それは外的因子の作用に対する過大評価につながります。そうなると、その医療者は診察や診断、治療の過程で独断的になり、自分一人の力だけで状況を大きく変えようとするようになるでしょう。古人は「謙は益を受く＝謙虚さは利益をもたらす」[2]と述べています。功をあせると大抵の場合、ことは希望通りに運ばないものです。

　古代・現代、東洋・西洋の違いにかかわらず、大多数の医療者は「医徳」、つまり医療者としての道徳観を受け継ぎ、病を治療し人を救っています。多くの医療者たちによる、生涯をかけた実践によって、医療者という神聖な職業がつくり上げられてきました。

　私たちが医療者であること、自分の技術によって人々の苦痛からの解放の手助けができること、そして名は知られなくても市井の医療者として、社会に貢献してきた過去の名医たちに続く立場であることを誇りに思ってください。

鍼灸医徳　医療者の倫理観

2）『尚書』大禹謨に「満招損、謙受益＝傲慢な者は損を招き、謙虚な者は利益を受ける」とある。

第十六章 常見病の予防と治療

　責任という点からいえば、本章を書かないほうがよいということは、充分わかっています。鍼灸とは、実に複雑で厳格な学問です。

　本書はあくまで初心者向けの入門書であり、専門的な内容を余すところなく述べるというのは不可能です。シンプルにみえて実は奥深い内容を含んだ言葉を、読者が誤って額面通りに受け取ろうものなら、私は偽りの科学を宣伝していることになり、非常に重い罪を犯すことになるでしょう。けれども、理論をどのように実践に応用するかを示すガイドラインが必要な読者の方もおられるでしょう。中国でいう「其の落つる処を知りて、方に受用有り＝行先がわかることで初めて役

に立つ、実践方法がわかって初めて実際に役立てることができる」[1] ということもあり得ると思いました。実際、強い実践性を有することが、中国古代の鍼灸が数千年にわたり綿々と続いてきた最大の理由であり、最も魅力的な部分であることは確かです。往々にして無味乾燥となりがちな理論的な話を、皆さんはここまで読み進めてきたわけですから、頂上を目前にしたいま、眼下の景色を見渡すというクライマックスシーンを諦めろというのはあまりにも酷な話だと思います。

　そういうわけで、いくつかの初歩的な治療マニュアルを挙げてみたいと思います。古典鍼灸の着地点に、足を踏み入れてみようではありませんか。

正確を期すならば、本章のタイトルは「常見症状の予防と治療」とすべき内容です。なぜなら鍼灸における「病」は西洋医学とは少し異なる認識となるからです。一般の人たちの疾病に対する認識はほとんどが西洋医学的な認識であろうと思います。これに対して症状に対する認識は、中医であろうと西医であろうと一致することが多いのです。

　しかし、もしタイトルを「常見症状の予防と治療」とすると、標治のみを行い本治をしないのではないかという誤解を生じる可能性があり、読者の鍼灸に対する信頼が薄れてしまいかねないと思いました。そこで、ここでは、「常見病の予防と治療」としました。

■ 頸椎症

　頸部の痛み、肩や上肢において経脈に沿って現れる酸痛（だるく、厚ぼったい痛み）・麻痛（しびれるような痛み）・脹痛（はれぼったい痛み）・重痛（重苦しい痛み）などの感覚のほとんどは、頸部の構造的な変化と機能的な変化によって起こります。したがって、まず頸部について詳しく知る必要があります。

　頸部には三本の陽経が分布しています。前面に陽明経、側面に少陽経、後面に太陽経がそれぞれ分布しており、この三本の経脈が共同して頸部の安定と運動を維持しています。安定と運動を同時に維持するということは矛盾でもあり、たとえ大自然においては高度に進化した人体をもってしても、この矛盾したバランスを維持するのは非常に困難なことです。

　頸部の痛みに関して、鍼灸と西洋医学では認識が異なります。たとえば頸椎症に対して、西洋医学では、頸肩部の筋肉の過労による損傷・頸椎椎間板ヘルニア・頸椎の骨棘・項靱帯の石灰化などの原因によって、近隣の血管・神経・脊髄や食道・気管などに対する刺激を生じ、それらの器官の正常な機能に影響を及ぼし、それによって筋肉・靱帯・血管・神経・脊髄などの症状

1）原文は「知其落処、方有受用。」

が一連の症候群として現れるという認識がなされています。

　一方、鍼灸では、頚椎症において骨格病変によるものは非常に少ないという認識であり、骨棘や椎間板ヘルニアは、頚部の違和感をつくり出す最大の原因という認識ではありません。たとえば骨棘とは頚部の安定性が足りないために、身体自らが頚部の安定性を補うために形成するものであるという認識なのです。これは揺れによって倒れそうな高層建築物に対して柱を加えて補強するのと同じように考えているということです。

　骨棘や椎間板ヘルニアが頚椎症の主な原因であるならば、骨棘や椎間板ヘルニアが存在するうちは症状が緩解するはずはなく、症状が急に楽になるはずなどさらにあり得ません。ですが、私たちは普段の生活における経験から、骨棘や椎間板ヘルニアがあったとしても、症状が毎日顕著に現れるとは限らないということを知っています。また、もしあなたが鍼灸治療を受けたことがあるならば、頚椎症が一瞬のうちに緩解するという体験も少なからずしているのではないでしょうか。

　鍼灸では、頚部の不快感のほとんどは筋肉の機能異常によって引き起こされると考えています。頚部の安定性と運動性を維持するために、頚部の筋群はもともと容易に絡まりやすいという特徴があります。さらに長期間にわたる姿勢の悪さなどの条件が加わることで頚部筋群のバランスがくずれると、筋張力のアンバランス、筋痙攣、筋肉が緊張しやすいといった現象が起こりやすくなります。そこからさらに悪化すると、圧迫性あるいは摩擦性の無菌性炎症を引き起こし、痛みを誘発するのです。

　鍼灸の観点からみると、頚部の痛みは多くの場合、陽経病に属し、比較的軽いレベルの疾病であるため、治療も難しくはありません。実際、頚椎症と診断された病態に対する鍼灸治療の効果は往々にして良好です。

　頚椎症の治療を行う場合には、まずどの経脈の問題なのかをはっきりさせる必要があります。どうやってはっきりさせるかというと、やはりいつものあの方法を用います。つまり望・問・切の三診による診断方法です（第五章参照）。

　興味深いのは、頚椎症の場合、陽明・少陽・太陽の三本すべてに問題が現れることが多いということです。経脈の切診を行うと、どの経脈の診断点にも圧痛がみられるのです。これは三本の陽経の頚部における分布が、非常に

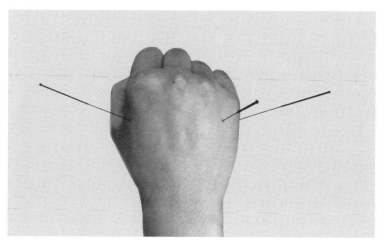

図 16-1　刺鍼例：合谷・中渚・後渓

複雑に錯綜しており、互いに密接に関連しているため、三本のうち一本でも問題が起これば、ほかの二本にも影響を及ぼすためです。こうした前提のもとに誰でも簡単に使えるような頸部の痛みに対する治療法を考え出しました。それは、どの経脈が引き起こしたかにかかわらず、三本の陽経すべてに刺鍼するという方法です（図 16-1）。

　ただ、この方法を用いる際には、非常に大事なコツがあります。それは刺鍼して、鍼感が得られた後、患者さんにゆっくりと頭を上げ下げしたり、左右に回旋したりという動作を行ってもらうということです。10 回を 1 セットとし、10 分ごとに 1 セットを行ってもらいます。何回か繰り返すうちに、大抵の場合は、もともとあった痛みが緩解し、可動域も大きくなります。

　こうした方法による治療を一定期間行うと、大部分の症状は消失します。しかし場所によっては痛みがとくに頑固で、なかなか取れない場合があります。こうした場合は第十二章で紹介した直鍼刺の方法を用いて、特定の場所の頑固な痛みに対して、丁寧に除去をはかります。

■ 腰椎症

　腰部の痛みと頸部の痛みには違いがあります。

　頸部の痛みの場合、陽経の病であり、陰経によって起こることは少ないのに対し、腰部の場合は足の陰経によって起こることもしばしばあるのです。また、瘀血によっても腰痛が引き起こされます。腰椎症に対しては、まず今まで述べてきたのと同じように経脈診断を行い、どの経脈の痛みなのかをはっきりさせます。また、是動則病とは別のアプローチが必要な場合もあり得ます。これらが明確になった後に、三鍼療法や刺絡を行います。

　ここで、腰痛を太陰、厥陰、少陰の三種類に大きく分けます。陽経の腰痛もそれらの表裏関係によってまとめられます。太陰腰痛の治療は、患者は背臥位にて行います。少陰腰痛の場合は一般的には腹臥位で、厥陰腰痛の場合は背臥位あるいは腹臥位にて治療を行います。一概に腰痛イコール腹臥位という治療のやり方に、私はいつも疑問を感じています。

　臨床では、太陰経の腰痛は比較的少なく、厥陰と少陰系統の腰痛が比較的多くみられます。興味深いのは、厥陰腰痛と少陰腰痛は同時に現れることがよくあり、どちらがメインであるのかを判断するのは難しいのです。つまり少陰系統の腰痛（たとえば太陽腰痛）は厥陰系統の腰痛（たとえば少陽腰痛）を引き起こし、逆に厥陰系統の腰痛が少陰系統の腰痛を誘発することもあるのです。

　そして腰痛の中で最も頻繁に起こるのが太陽腰痛と少陽腰痛の合併による腰痛です。このような興味深い現象に刺激を受けて、私は、簡単に使えるような腰痛の刺鍼法を考案しました（図16-2）。

　やり方は頸椎症治療の方法と同様です。刺鍼し鍼感が得られた後、患者さん自身に動い

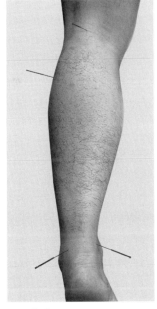

図16-2
刺鍼例：委中・承筋・崑崙
・太渓

第十六章

165

常見病の予防と治療

てもらいます。この場合、腰部を左右に10回ずつ揺らす動作を1セットとし、10分ごとに1セットずつ行います。何度か繰り返していると、もともとあった痛みは緩解します。

　すでに述べたように、陽経どうしは互いに通じており、そのため手の太陽と足の太陽をまとめて太陽と称します。では、腰の病があったときに手の陽経を用いて治療をすることは可能でしょうか。答えはもちろんイエスです。実際、腰痛に対するもう一つの簡単な治療法は、手の三陽経に対する刺鍼であり、頸椎病の治療（**図 16-1**）とまったく同じなのです。

　このような方法による治療を一定期間行うと、大部分の不快な症状は消失します。もし痛みが頑固でなかなか取れない場合は、直鍼刺の方法を用いて、特定の場所の頑固な痛みの除去をはかります。

■ 肩関節周囲炎

　肩関節部の痛みは一般的には四本の経脈と関係があります。手の太陰経と三本の陽経です。以下に一つずつ紹介します。

　手の太陰経の肩関節周囲炎は、痛みの部位が肩の前面に現れるのが特徴です。ただし、最終的な診断の確定には、やはり望・問・切の三診を合わせて診断することが必要であることはいうまでもありません（**図 16-3**）。

　手の太陰経の肩関節周囲炎の治療に対しては三鍼療法を用い、肩関節の運動を組み合わせます。もし痛みが取り切れない場合は、直鍼刺の方法を用いて、特定の場所の頑固な痛みの除去をはかります。

　陽経の肩関節周囲炎は痛みが手の陽明経上に現れ、その多くの場合に、消化器系にも症状が現れるというのが特徴です。

　治療方法は次のように行います。

1. まず足の陽明に刺鍼し、鍼感が得られた後、肩関節の運動を1分間行わせ、10分間置鍼します。
2. 次に手の陽明経のツボを加え、肩関節の運動を1分間行います。1分間の運動を1セットとし、2セット行った後、20分間置鍼します。

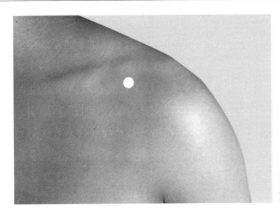

図 16-3
刺鍼例：肩髃

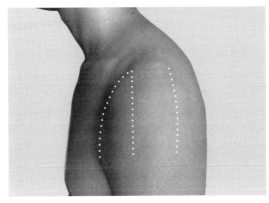

図 16-4
肩関節周囲炎の治療

3. 手足の陽明経に刺鍼した鍼を抜去した後、痛みのある部位に直接刺鍼することで、痛みの除去をはかります。

　少陽経の肩関節周囲炎と太陽経の肩関節周囲炎の治療は、陽明経の治療法にならって行います（**図 16-4**）。

付録一
十二経脈の詳細解説
（『霊枢』経脈篇抜粋解説）

本章では、『霊枢』経脈篇を抜粋して解説します。

【原文】[1]

　雷公問於黄帝[①]曰、禁脈[②]之言、凡刺之理、経脈為始、営其所行、制其度量[③]、内次五蔵、外別六府[④]、願尽聞其道[⑤]。

① 『霊枢』には、黄帝が岐伯に問いかける文章と、雷公が黄帝に問いかける文章があり、原則的には雷公が黄帝に問う文章のほうが時代的により新しいと考えられています。こんなところからも、『黄帝内経』における鍼灸が、徐々に発展してきた過程を伺い知ることができます。

② 「禁脈」の「脈」字は誤字で、本来は「禁服」でなければなりません。「禁服」という篇が『霊枢』第四十八[2]にありますので、ご興味がおありの方は、ご参照ください。

③ 「制」は、「知」という文字に置き換えて読みます。「度」とは長短をはかるのに用い、「量」とは多少をはかるのに用いる漢字です。この句の意味は、鍼治療の仕組みを学ぶには、まず経脈の走行ルートをよく理解し、経脈の長短と気血の量とを知る必要があるということです。

④ 経脈は、内は五蔵に連なり、外は六府に連なっています。「蔵」とは「臓」であり、心(心包)・肝・脾・肺・腎が含まれますが、西洋医学でいう「臓」とは異なり、一つの器官にとどまらず、一つのシステムでもあります。深層にあってしかも内在し、それぞれ機能を有する器官の全体像をも含んでいるのであって、決して一つの内臓器官のみをいっているわけではありません。心・肝・脾・肺・腎は、それぞれが「府」と対応しています。「府」とは、小腸・胆・胃・大腸・膀胱・三焦をいい、臓腑は表裏関係を成しています。

⑤ 「尽」とは、「詳細に」という意味です。「道」とは「道理」の意味です。

---

1) 本章では、【原文】は明刊無名氏本に拠ったが、通用漢字に直した。断句は、原則的に譚先生に従った。【書き下し文】は訳者が譚先生のつけた注釈(丸数字)を基に作成したものであるが、日本語の口調により断句と句読が合わない場合がある。

2) 禁服第四十八には「凡刺之理、経脈為始、営其所行、知其度量。内刺五蔵、外刺六府、審察衛気、為百病母、調其虚実、虚実乃止、写其血絡、血尽不殆矣。雷公曰、此皆細子之所以通、未知其所約也。…」とある。

【書き下し文】

　雷公 黄帝に問いて曰く、「禁服の言に、"凡そ刺の理、経脈を始めと為し、其の行く所を営い、其の度量を知り、内に五蔵を次ぎ、外に六府を別つ"と。願わくは尽くに其の道を聞かん」と。

【解釈】

　雷公が黄帝に問いかけました。「禁服篇の言に、"鍼治療の仕組みを学ぶには、まず経脈の走行ルートの全体を理解し、その長短と気血の量を知る必要がある。経脈は、内には五蔵につらなり、外には六府につらなる"とあります。詳細にその道理をうかがいたいのです」と。

【原文】

　黄帝曰、人始生、先成精、精成而脳髄生⑥、骨為幹、脈為営、筋為剛、肉為墻⑦、皮膚堅而毛髪長⑧、穀入于胃、脈道以通、血気乃行⑨。

⑥ 人体は男女の精が和合したものから発生し、精はまた脳髄を形成します。

⑦ 骨を支えとし、脈道は血気をめぐらして全身に栄養を補い、筋は骨格をつなぎ合わせ、肉は壁となって内部の内臓構造を護っています。ここでは人体を建物になぞらえていますが、現代の言葉に置き換えるなら、骨は骨組みに、脈は配管系統に、筋は鉄筋に、肉は壁であるコンクリートにたとえられるかもしれません。

⑧ 皮膚が強靭になり、毛髪が長くなって、人体は形となるのです。

⑨ 「穀」とは、各種の食物を指し、後天の精のことです。人が食物を摂取すると、消化吸収された栄養は脈道の中を運行し、血気を運行させることができます。ここでいう「脈」とは、狭義の意味で血管のことです。

【書き下し文】

　黄帝曰く、「人始めて生ずるや、先ず精を成し、精成りて脳髄生ず。骨を幹と為し、脈を営と為し、筋を剛と為し、肉を牆と為し、皮膚堅くして毛髪長じ、穀 胃に入りて、脈道以て通じ、血気乃ち行る」と。

【解釈】

　黄帝が言いました。「人体は、男女の和合した精から発生し、脳髄ができ、骨を支えとし、脈道は血気をめぐらすことで全身に栄養を行き渡らせ、筋は

骨格をつなぎ合わせ、肉は壁となって内部の臓腑組織を護ります。皮膚は堅くなり、毛髪は長くなって、人体はその形となります。食物が胃に入ると、そこで消化吸収された栄養は、血管の中を運行し、血気をめぐらします」と。

【解説】

　この一段落は、経脈の五つの層について記してあります。五つの層とは、皮・肉・筋・骨・脈で、鍼灸の診断・治療をする上で、非常に大事な概念です。人体を水平方向でみれば、十二の経脈に分けることができます。また、垂直方向でみれば、経脈もまた皮・肉・筋・骨・脈の五つの層を成しているということです。

　診断においては、病位を判断する必要があるばかりでなく、これら五つのどの層にあるかを判断することも大事です。人体は経脈のみならず、五つの層によっても対応しあっていて、皮は皮、肉は肉、骨は骨というように、どの層もその層を用いて治療することができます。

【原文】

　雷公曰、願卒聞経脈之始生⑩。

　黄帝曰、経脈者、所以能決死生、処百病、調虚実、不可不通⑪。

⑩「始生」とは、始めと終わり、本末のことと理解できます。

⑪ この段落は、経脈の主要な働きについて述べています。それが「死生を決し、百病に対処し、虚実を整える」ということです。

「決」とは、弁別することです。「死」とは病気が重いことで、「死生を決する」とは病気の軽重を弁別することです。「処」とは、処理・調理することを示しています。

治療の過程とは、一人の患者の自己調節の過程であり、患者自身の健康回復の過程にほかなりません。治療者にできることは、患者自身の持つ自然治癒力に働きかけることだけです。「百病に処す」とは、各種の病気に対することであり、「虚実を調える」とは、脈の虚実に筋道を与え、虚実の病証を治療することです。

「通」とは「これまでの内容に通暁すべし」という意味と、「脈を通じさせるべし」という二つの意味がかけてあると解釈できます。

【書き下し文】

　雷公曰く、「願わくは卒く経脈の始生を聞かん」と。

　黄帝曰く、「経脈なる者は、能く死生を決し、百病を処し、虚実を調うる所以なり。通ぜざるべからざるなり」と。

【解釈】

　雷公が質問しました。「経脈の始めから終わりまで、すべてうかがいたいのです」と。

　黄帝が言いました。「経脈とは、病気の軽重を弁別し、百病に対処し、虚実を調えて治療することができるものです。治療者は経脈について通暁すべきですし、治療にあたっては経脈をよく通じさせる必要があります」と。

【譚先生から】

　さて、次頁から経脈を一本ずつ取り上げ、走行ルートと病候の両面から具体的に探ってゆくことにしましょう。

■ 太陰系統

■ 一　手の太陰肺経

> **【原文】**
>
> 　肺手太陰之脈、起①于中焦②、下絡①大腸、還循①胃口③、上膈属肺、従肺系④横出腋下、下循臑⑤内、行少陰心主⑥之前、下肘中、循臂内上骨下廉⑦、入寸口⑧、上魚⑨、循魚際、出大指之端。其支者、従腕後直①出次指内廉、出其端。

① 経脈の走行ルートに使われている動詞についてあげていきます。「起」とは、ここから始まるという意味。「下絡」とは、下につながるという意味。「還」とは先に進んだ経脈が再び戻ってくるということで、「循」とは一定方向に沿って走行するということ。「属」とは、経脈が「本臓」に連なっていること。「横」とは経脈が併行して走行するということで、「出」とは経脈が深部から浅部へと出てくること。「直」とは経脈が直行していること。

② 「中焦」とは、ここでは胃部をいいます。

③ 「胃口」とは、胃の上口、噴門をいいます。

④ 「肺系」とは、臓腑に連なっている気管・気管支・咽喉部などの組織をいいます。

⑤ 「臑」は「鬧」と同じ発音[3] です。肩以下、上腕をいいます。

⑥ 少陰心主とは、二つの経脈に相当します。手少陰心経と手厥陰心包経で、手太陰肺経は、この両者の前方に位置し、腕の内側の前方三分の一にあります。

⑦ 「廉」とは、「辺＝～の側」の意味です。

⑧ 「寸口」とは、手首の内側の、脈動が最もはっきりと現れる部位で、そこで脈をとります。

⑨ 「魚」とは、拇指球部の肉の最も発達したところです。

---

3) 中国語ではピンインで表すと「nào」となる。「臂臑」には、『漢語大詞典』によれば、現代中国語では五種類の読み方があり、動物の前足或いは人の肩から肘までを指す場合、「nào」と読む。『集韻』の反折では「乃到切」であり、日本語では「ドウ」「ノウ」と音読みするのが妥当と考えられる。「やわらかい」という意味では「ジュ」と読み、張介賓『類経』で「音儒」と注釈する。

【書き下し文】

　肺 手太陰の脈は、中焦より起こり、下りて大腸に絡い、還りて胃口を循り、膈を上り、肺に属し、肺系より横ぎりて腋下に出、下りて臑内を循り、少陰・心主の前を行り、肘中を下り、臂内 上骨下廉を循り、寸口に入り、魚を上り、魚際を循り、大指の端に出ず。其の支なる者は、腕後より、直ちに次指内廉に出で、其の端に出ず。

【解釈】

　肺の経脈は、「手太陰」と呼ばれ、中焦より起こり、下って大腸へ連絡し、引き返して胃の噴門部を巡り、横隔膜を貫き、肺に属します。更に気管や咽喉部を通って水平に走行して腋の下に出、上腕内側に沿って下り、手少陰心経と手厥陰心主経の前を通って、肘の中に至り、橈骨の内縁部を通って、寸口の動脈部に入り、さらに進んで母指球に至り、魚際に沿って大指の先端に出ます。手の太陰肺経の支脈は、手首から第二指外側の先端に出、手の陽明大腸経とつながります。

【解説】

　以上が手の太陰経の走行ルートで、主に手の内側に分布し、臓腑では肺につながり喉を通るので、この経は胃・大腸・肺と密接な関係にあることがわかります。

　各経脈の病証と走行ルートには、密接な関係があります。主な病証は走行ルートと連絡する臓腑に発生していますが、いくつかは走行ルートから外れていることがあります。この原理については、現在に伝わってはいません。

　では次に、手太陰肺経が反映している病証を勉強していくことにしましょう。肺経の主治は、どのような病証でしょうか？

【原文】

　是動則病、肺脹満膨膨而喘咳、缺盆中痛、甚則交両手而瞀、此為臂厥。
　是主肺所生病者、欬、上気喘渇、煩心胸満、臑臂内前廉痛厥、掌中熱。

【書き下し文】

　是れ動けば則ち病むに、肺 脹満し膨膨として喘欬し、缺盆中痛み、甚だしければ両手を交えて瞥し、此れ臂厥と為す。是れ肺の生ずる所の病を主る者は、欬し、上気して喘渇し、煩心胸満し、臑臂の内前廉痛みて厥し、掌中熱す。

【解説】

　「是動則病」の「是」は「ここ」、「動」は「変動」を指し、「ここで変動がある」つまり「ここで問題が起こっている」という意味になります。

　手太陰肺経の主要な病証は、背部の脹満、膨悶して咳し、缺盆部が痛むことで、病気がひどくなれば、患者は胸の前で両手をきつく交差して震え、ものを見てもぼんやりとしてよく見えなくなります。これを「臂厥病」と呼びます。肺経の関連する病としては、咳嗽、気逆、口を大きく開けて喘ぐ、胸苦しさ、胸膈の脹満、上肢の前内側の痛み、掌心部の発熱があります。

【原文】

　気盛有余、則肩背痛風寒、汗出中風、小便数而欠。気虚則肩背痛寒、少気不足以息、溺色変。

【書き下し文】

　気盛んにして有余なれば、則ち肩背痛み風寒にして、汗出でて中風し、小便数（すく）しばするも欠なし。気虚なれば、則ち肩背痛み寒え、少気にして以て息するに足らず、溺色変（ひ）ず。

【解説】

　手の太陰肺経において、経気が盛んで有余であれば、肩背痛、風に当たりたがらない、発汗、小便の回数が増えるが量は増えないという症状が現れます。経気が虚であれば、肩背痛があり、寒がり、短く切迫した呼吸、尿色の変化があります。

　以上のような『霊枢』経脈篇にある症状以外にも、経脈の走行ルート上に発生した疾病は、この経脈を使って治療できます。

【原文】

為此諸病、盛則写之、虚則補之、熱則疾之、寒則留之、陥下則灸之、不盛不虚、以経取之。盛者寸口大三倍于人迎、虚者則寸口反小于人迎也。

【書き下し文】

此の諸病を為（おさ）むるに、盛んなれば則ち之を写し、虚なれば則ち之を補い、熱すれば則ち之を疾くし、寒なれば則ち之を留め、陥下なれば則ち之に灸し、不盛不虚なれば、経を以て之を取る。

盛んなる者は、寸口大なること人迎に三倍し、虚なる者は、則ち寸口反りて人迎より小なり。

【解説】

これらの病証については、気が盛んであれば瀉法を採用し、気が虚していれば補法を補い、熱があれば速刺法を用い、寒があれば鍼を留め、陰気が虚して脈が陥下（落ち込んでいる、へこんでいる）していれば灸法を採用し、不盛不虚であれば、本経によってバランスを取るという治療をします。

本経の経気が盛んな患者の脈は、寸口が人迎より三倍大きいはずで、気虚であれば寸口の脈が人迎より小さいはずです。

鍼灸の手法を述べたこの一段については、これ以外の経脈についても同じであるので、以後は略することにします [4]。寸口と人迎の比較脈診の詳細については、経脈篇には記されておりませんし、私も使っていませんから、勝手に推測しないことにします [5]。

4) 譚先生原文は「手の太陰肺経」以外の脈の人迎寸口診に関しては『霊枢』原文のみを記している。本書では、「手の太陰肺経」のほか、陽経の代表として「手の陽明大腸経」の原文、書き下し文、解釈を補い、「足の少陰腎経」に関しては、注釈がつけられているため、原文、書き下し文、解釈を記すこととした。

5) 人迎と脈口・寸口を用いた診断法については、『霊枢』終始第九・禁服第四十八・五色第四十九・陰陽二十五人第六十四などに記載を見いだすことができる。

■ 二 手陽明大腸経

【原文】

　大腸手陽明之脈、起于大指次指之端①、循指上廉、出合谷両骨之間②、上入両筋之中、循臂上廉、入肘外廉、上臑外前廉、上肩、出髃骨之前廉③、上出于柱骨之会上④、下入缺盆⑤、絡肺、下膈、属大腸⑥。

　其支者、従缺盆上頸、貫頬⑦、入下歯中、還出挟口⑧、交人中、左之右、右之左、上挟鼻孔⑨。

① 「大指次指」とは、大指(＝親指)の次の指のこと、人差し指・示指です。
② 「合谷」とは、虎口(親指と人差し指の間)です。
③ 「両筋の間」とは、親指を背屈(伸展)させたときに親指の付け根にできるくぼんだところで、解剖学的には「解剖学的嗅ぎ煙草入れ」などと呼ばれるところです。「髃骨」とは、肩甲骨と鎖骨の連結部をいいます。
④ 「柱骨の会」とは、大椎(第七頸椎)のことです。
⑤ 「缺盆」とは、鎖骨上部のくぼみのことです。
⑥ この経脈は肺に連絡し、大腸に属します。
⑦ 「貫」とは、経脈が中央を通ることをいいます。
⑧ 経脈が両側を併行して通っていることを「挟」で表します。この経脈は、古く馬王堆漢墓出土『陰陽十一脈灸経』では「歯脈」と呼ばれていました。下顎の歯が痛む場合、この経脈で治療します。
⑨ 「左は右へ之き、右は左へ之き」とは、左側を通っていた経脈は右へ、右側を通っていた経脈は左へ行くことです。上って鼻孔を挟み、足陽明胃経へとつながります。

【書き下し文】

　大腸 手の陽明の脈は、大指の次指の端に起こり、指の上廉を循り、合谷両骨の間に出で、上りて両筋の中に入り、臂の上廉を循りて肘の外廉に入り、臑外の前廉に上り、肩に上りて、髃骨の前廉に出で、上りて柱骨の会上に出で、下りて缺盆に入り肺を絡い、膈を下りて、大腸に属す。

　其の支なる者は、缺盆より頸に上り、頬を貫き、下歯の中に入る。環りて出でて口を挟み、人中に交わり、左は右に之き、右は左に之き、上りて鼻孔を挟む。

【解釈】

　手の陽明大腸経は、人差し指の先端から起こります。人差し指の橈骨側に沿って、第一中手骨と第二中手骨の形成する「虎口部」を通り、上って拇指のつけ根の両筋の間のくぼんだ所に入ります。前腕橈側から肘に達し、上って上腕外前縁を経て肩に達し、そして、髃骨（肩鎖関節）前面を通って、上って大椎の上に至ると、再び下って缺盆に入り、肺と連絡し、横隔膜を通って、大腸と連続します。その支脈は、缺盆から上って頸部に至り、頬を通って下あごの歯ぐきに至り、ぐるりと回って上の歯に入ります。

　人中穴で左右の脈は交差し、左の脈は右へ進み、右の脈は左へ進んでさらに上り、鼻孔の両側を通って進み、足の陽明胃経につながります。

　以上が手陽明大腸経の走行ルートです。主に手と腕の外側に分布し、大腸・肺とつながり、横隔膜を通過します。

【原文】

　是動則病、歯痛頸腫。是主津液所生病者、目黄口乾、鼽衄[10]、喉痺、肩前臑痛、大指次指痛不用[11]。気有余、則當脈所過者熱腫、虚則寒慄不復。

[10]「鼽衄」とは、鼻づまりと鼻血。
[11]「用いず」とは、力が入らず、麻痺し、軟弱に、不活発になることです。「復せず」とは、あたたかみが戻りにくいことです。

【書き下し文】

　是れ動けば則ち病むに、歯痛み頸腫る。是れ津液の生ずる所の病を主る者は、目黄ばみ口乾き、鼽衄、喉痺、肩前の臑痛み、大指の次指痛みて用いず。気有余なれば、則ち当脈の過ぐる所の者熱し腫れ、虚すれば寒慄して復せず。

【解釈】

　主要な病気は、歯の痛み、頸部の腫大です。眼は黄ばんで、口は乾き、鼻づまりが起こるか鼻血が出るかし、喉が腫れて痛み、人差し指が痛んで動かせなくなります。

　この経脈の気が有余であれば、走行ルートのどこかに発熱や腫れが発生します。気が虚であれば、悪寒があって震え、あたたかみを回復するのが難し

い状態となります。

【原文】

　為此諸病、盛則写之、虚則補之、熱則疾之、寒則留之、陥下則灸之、不盛不虚、以経取之。盛者人迎大三倍于寸口、虚者人迎反小于寸口也。

【書き下し文】

　此の諸病を為むるに、盛んなれば則ち之を写し、虚なれば則ち之を補い、熱すれば則ち之を疾くし、寒なれば則ち之を留め、陥下なれば則ち之に灸し、不盛不虚なれば、経を以て之を取る。

盛んなる者は、人迎大なること寸口に三倍し、虚なる者は、則ち人迎反りて寸口より小なり。

【解釈】

　本経の経気が盛んな患者であれば、脈は、人迎が寸口より三倍大きいはずで、気虚であれば、人迎の脈が寸口より小さいはずです。

180

【治療のためのメモ】

　本経脈と足の陽明胃経とは、連続している上に関係性が密で、「陽明経」とまとめることができます。この二本の経脈は、どちらも歯の治療に使えます。上の歯は足の陽明経を用い、下の歯は手の陽明経を用いて、それぞれ治療できます。

■ 三 足陽明胃経

【原文】

　　胃足陽明之脈、起於鼻之交頞①中、旁納太陽之脈、下循鼻外、入上歯中②、還出挟口環脣、下交承漿③、却循頤後下廉、出大迎④、循頬車、上耳前、過客主人、循髪際、至額顱⑤。

　　其支者、従大迎前下人迎⑥、循喉嚨、入缺盆⑦、下膈、屬胃、絡脾⑧。其直者、従缺盆下乳内廉、下挟臍、入気街中⑨。

　　其支者、起于胃口、下循腹裏、下至気街中而合、以下髀関、抵伏兔⑩、下膝臏中、下循脛外廉、下足跗⑪、入中指内間。其支者、下廉三寸而別、下入中指外間。其支者、別跗上、入大指間、出其端⑫。

① 「頞」は「安 ān」と読みます[6]。鼻梁のことです。頞中とは、鼻梁の中のくぼんだところをいいます。
② 上の歯の治療には、普通は足の陽明胃経を使います。
③ 「承漿」とは、下唇の中央下方のへこんだところです。
④ 「大迎に出ず」のように、『霊枢』経脈篇にある「出」という字は、すべて動脈のある場所を指しています。大迎は顔にある動脈の拍動部です。
⑤ 「頬車」「客主人」は、どちらも穴位です。頭部の両側にあり、顴骨の上側にあります。
⑥ 「人迎」とは、頸部の動脈をいいます。
⑦ 缺盆に「入る」とは、外から体内にもぐりこむこと、「出る」とは脈の走行が体内から外に現われ出ること。
⑧ 足陽明胃経は胃に属し、脾に連絡します。脾と胃とは、表裏関係にあります。
⑨ 「気街」は鼠径部にあります。
⑩ この場合の「胃口」とは、下の出口である「幽門」をいいます。「髀」は、太腿です。「伏兔」は大腿四頭筋のことです。古代においては、この穴位に鍼を打つときにはひざまずいていたので、このときの大腿部が、兎がすわっているように見え

6) 「頞」は、『広韻』では入声十二曷部、小韻「遏」、反切は「烏葛切」である。『集韻』では「阿葛切」である。現代語では「è」と読み、日本語の読み方としては「アツ・アチ」と読む。「アン」という読みは、古くは『説文解字』に拠るものであるが、人名に用いられる場合が多い。

たからです[7]。

⑪ 足背のこと。

⑫ この経の走行を示すことばの意味をいくつか説明しておきます。「環る」とは経脈がその部分の四周ぐるりを囲んでいることです。「却る」とは、経脈が進んでから引き返すことです。「過ぐ」とは支節のどこかを通過すること。「直なる」とは経脈がまっすぐ進むこと、「合す」は経脈が二本合わさること。「抵る」とは到達すること、「別」とは経脈に別の支脈が分かれて出ることです。

【書き下し文】

胃 足の陽明の脈は、鼻より起こり、之きて頞中（あっちゅう）に交わり、旁ら太陽の脈に納む。下りて鼻外を循り、上歯の中に入る。還りて出でて口を挟みて唇を環り、下りて承漿に交わり、却りて頤の後の下廉を循りて大迎に出で、頬車を循りて、耳前に上り、客主人を過ぎ、髪際を循りて、額顱（がくろ）に至る。

其の支なる者は、大迎の前より人迎に下り、喉嚨を循り、缺盆に入り、膈を下りて、胃に属し、脾を絡う。其の直なる者は、缺盆より、乳の内廉を下り、下りて臍を挟み、気衝の中に入る。

其の支なる者は、胃口に起こり、下りて腹裏を循り、下りて気衝の中に至りて合し、以て髀関を下り、伏兎に抵（あた）りて、膝臏の中に下る。下りて脛下廉を循り、足跗に下りて、中指の内間に入る。其の支なる者は、廉を下ること三寸にして別れ、下りて中指の外間に入る。其の支なる者は、跗上に別れ、大指の間に入りて、其の端に出ず。

【解釈】

足の陽明胃経は、鼻の両側から起こり、上って鼻根部に至り、左右に交差し、鼻の外方に沿って下降し、上の歯茎の中に入ります。再び曲がって唇を一めぐりし、下って承漿穴に至り、左右に交差して下顎骨に沿って顔面の動脈に至ります。そして頬車を通過し、上って耳前に至り、顴骨の上縁を通過し、額顱部に到達します。その支脈は、顔面の動脈から下って総頸動脈に至り、喉に沿って缺盆（鎖骨上窩）に入り、横隔膜を下り、胃につながり、脾に

7）『太平聖恵方』巻九十九に「伏兎二穴、在膝上六寸、起肉正跪坐取之」とあり、『銅人腧穴鍼灸図経』『鍼灸資生経』により、広く知られることになったと思われる。『循経考穴編』広注には「正坐跪而取之、有肉隆起如兎伏状」という。

連絡します。

　直行する脈は、缺盆を下り、さらに下って臍の両側を下り、鼠径部へと進みます。

　支脈の一本は、胃の幽門から起こり、下って腹内に入り、直行してきた脈と鼠径部で合流します。そして再び大腿のつけ根を下って伏兎穴に当たり、膝蓋を通過して脛の外側を通って足背に至り、中指の内間に到達します。もう一本の支脈は、足の甲を斜めに出て、足の親指の先端に出て、足太陰脾経へとつながります。

【解説】

　足の陽明胃経の終点と手の陽明胃経の起点はつながっており、前述したように、密接な関係があります。本経の分布の仕方は、簡単にいうと、人がまっすぐ立ったときに、前から見える部分が陽明経ということになります。つまり、顔・胸の前面・手と腕の前側・大腿の前側・足の甲です。

【原文】

　是動則病、洒洒振寒、善呻数欠、顔黒⑬、病至、則悪人与火、聞木声、則惕然而驚、心欲動、独閉戸塞牖而処、甚則欲上高而歌、棄衣而走⑭、賁響腹脹、是為骭厥。

　是主血所生病者、狂瘧、温淫汗出、鼽衄、口喎唇胗⑮、頸腫喉痺、大腹水腫、膝臏腫痛、循膺、乳、気街、股、伏兎、骭外廉、足跗上、皆痛、中指不用。気盛則身以前皆熱、其有余于胃、則消穀善飢⑯、溺色黄。気不足則身以前皆寒慄、胃中寒、則脹満。

⑬　胃経は顔の上に比較的多く分布します。そこで顔色が暗く、黒っぽくなるという現われ方をします。

⑭　癲狂の症状を、この経に属させることに懐疑的な人もたいへん多いと思いますが、おそらくは経書が伝来する間に誤りが生じたものと思われます。

⑮　口喎とは、口が偏りゆがむこと。唇胗とは、唇の腫れもののこと。本経を用いて、面疔の治療をすることができます。

⑯　消化についてここで何点か紹介しておきます。「能吃」とは食欲があることで、胃熱を意味します。「厭吃」は食べたがらないことで、胃寒、胃の気の不足を意味し

ます。食欲はあっても消化できないのは胃の気が不足し脾の働きが良くないこと
を意味します。この経の「消穀善飢」、食べてもお腹がすくのは、現代の言い方で
は甲状腺の機能亢進か糖尿病の症状として、しばしば現れます。

【書き下し文】

　是れ動けば則ち病むに、洒洒として振寒し、善く呻し数欠し、顔黒し。病
至れば、人と火とを悪む。木の音を聞けば、則ち惕然として驚き、心動かん
と欲し、独り戸を閉じ牖を塞ぎて処る。甚だしければ則ち高に上りて歌い、
衣を棄て走らんと欲す。賁響、腹脹す、是れ骭厥と為す。

　是れ血病を生ずる所を主る者は、狂瘧、温淫、汗出づ、鼽衄、口喝唇胗、
頸腫喉痺、大腹水腫、膝臏腫痛、膺乳、気衝、股、伏兎、骭外廉、足の跗上
を循りて皆痛み、中指用いず。気盛んなれば身以前皆熱し、其の胃に余り有
れば、則ち穀を消して善く飢へ、溺色黄なり。気足らざれば、則ち身以前皆
寒慄し、胃中寒ゆれば、則ち脹満す。

【解釈】

　主要な病証は、寒さを恐れ、常にあくびをし、額の中央が黒っぽくなりま
す。病状が悪化すると、人と炎を見たがらなくなり、木の音を聞くとおびえ、
心がゆれ動いて安定せず、窓を閉ざして一人でこもりたがり、或いはさらに
悪化すると高いところに上って歌い、衣服を脱ぎ捨てて走り、腹が脹って鳴
りますが、こうした病気を「骭厥」といいます。

　本経のつかさどる病としては [8]、さらに、神志狂乱、高熱、発汗、鼻づま
り、出血、口喝、口唇のできもの、頸部の腫れ、喉の腫痛、腹部の水腫、膝
蓋の腫痛です。

　また、前胸部・乳房部・鼠径部と気衝穴、大腿と伏兎穴、ふくらはぎの外
縁と足背部がみな痛み、足の中指が動かなくなります。

　本経の気が盛んであれば、身体の前面が熱くなります。胃の気が有余であ
れば、消化が速くすぐお腹がすき、小便が黄色になります。胃の気が不足す

8）この経脈に血病を生じるところを配した理由として、『類経』巻十四・十二経病で、
　張介賓は「中焦受穀、変化而赤為血、故陽明為多気多血之経、而主血所生病者」とい
　う。

れば、身体の前面に冷感があり、胃の中も冷えて脹った感じがします。

【治療のためのメモ】

　１）歯の治療：足の陽明胃経で上顎の歯を、手陽明大腸経で下顎の歯を治療します。

　２）顔面麻痺の治療：通常、足の陽明胃経を用いますが、手の陽明大腸経を用いることもあります。この二本の経脈は、どちらも顔面を通ります。

　３）食べても食欲がおさまらない場合：甲状腺の機能促進か、糖尿病の可能性があります。どちらも足の陽明胃経を用いて治療します。

　４）前頭痛：本経が額を通ることから、まず足の陽明胃経を用いて治療します。

　５）乳腺の病気：乳房の内側は、胃経に属しますので、本経を用いて治療します。乳腺炎などの場合です。

■　四　足太陰脾経

【原文】

　脾足太陰之脈、起于大指之端①、循指内側白肉際、過核骨②後、上内踝前廉③、上踹内、循脛骨④後、交出厥陰⑤之前、上膝股内前廉、入腹属脾絡胃⑥、上膈、挟咽、連舌本、散舌下⑦。其支者、復従胃別上膈、注心中⑧。

① 大指は、足の親指のこと。足陽明胃経の終点とつながっています。

② 核骨は、第１中足基節関節と第１中足骨が結合する部分にある突出した丸い骨で、果物の種（＝核）のような形をしているのでこのように呼びます。

③ 内踝前廉は、商丘穴のこと。踹とは、ふくらはぎの筋肉のことで、中国では俗に「小腿肚」と呼びます。

④ 脛骨はふくらはぎの内側の比較的太い骨で、腓骨は、ふくらはぎの外側にあって比較的細めの骨です。

⑤ 厥陰とは、足の厥陰肝経をいいます。『霊枢』骨度篇では、内輔骨の下（陰陵泉の

位置)から内踝(内果)までが 13 寸、WHO 標準では内膝眼から内踝までを 15 寸とする方法を提案しています。『霊枢』経脈篇の「足厥陰之脈」には、「上踝八寸、交出太陰之後」とあり、内踝から八寸上のところで脾経と交差しています。その 8 寸の点から下では厥陰経が後方を、8 寸より上では脾経が後方を走行するという位置関係となります。

⑥ 脾と胃は表裏関係にあります。

⑦ 舌本は、舌根のこと。舌根部につながり、舌下に分散します。

⑧ 心中に注ぎ、手の太陰心経と連結します。

【書き下し文】

　脾 足の太陰の脈は、大指の端に起こり、指の内側白肉の際を循り、核骨の後を過ぎて、内踝の前廉に上り、踹内を上り、脛骨の後を循り、交わりて厥陰の前に出で、膝股の内前廉に上り、腹に入りて、脾に属し胃を絡い、膈に上り、咽を挟み、舌本に連なり、舌下に散ず。其の支なる者は、復た胃より別れて膈を上り、心中に注ぐ。

【解釈】

　足の太陰脾経は、足の親指の先端に起こり、親指内側の赤白肉際に沿って、第 1 中足基節関節の後方にある丸い骨を通って、内踝前面に上り、脛骨の後縁に沿って直行し、足厥陰肝経を貫いて、再び膝と股の内側の前縁に沿って上行し、腹内に入り、脾に属し表裏関係にある胃に連なり、再び横隔膜を通って上り、咽喉の両側を挟んで、舌根と連なり、舌下に散ります。その支脈は、胃から分岐して、上って横隔膜を貫き、心中に達して、手の少陰へとつながります。

【原文】

　是動則病、舌本強[9]、食則嘔[10]、胃脘痛、腹脹善噫[11]、得後与気、則快然如衰[12]、身体皆重[13]。是主脾所生病者、舌本痛、体不能動揺、食不下[14]、煩心、心下急痛[15]、溏瘕泄、水閉[16]、黄疸、不能臥、強立、股膝内腫厥[17]、足大指不用[18]。

⑨「舌本強」とは、舌の根がこわばり、舌がうまく回らなくなることをいいます。

⑩「食則嘔」とは、脾がうまく働かず消化できないこと。

⑪「腹脹」とは、消化できないこと。「噫」とはげっぷのことで、食事の後、口中に戻って出てくる気味のことをいいます。

⑫「後」は、ここでは大便のこと。気とはおならのこと。大便か放屁のあと身体が楽になることをいいます。

⑬脾は四肢をつかさどるので、脾の働きが不十分だと四肢が重く感じます。

⑭舌根部に痛みがあり、身体を揺らすことができず、食べたものを飲み込むことができないということです。以前に食べたものが消化されないので、飲み込めないのです。

⑮心下とは、胃口をいいます。

⑯「溏」とは便が薄く下痢気味であること、瘕とは、消化ができないこと、さらには腫れや瘤などのかたまりができること。瀉とは、水瀉をいい、水閉とは、小便が出にくいことをいいます。

⑰「不能臥」とは、二種類の理解が可能です。一つは身体を横たえることができないという意味、一つは睡眠の質と量とが満たされないという意味です。「厥」による場合は、気機がのびのびとしないことで前者の症状になることが多く、後者の症状になる場合は、「逆」による冷えという場合が多くみられます。

⑱「不用」とは指の動きがなめらかにいかないことです。

【書き下し文】

是れ動けば則ち舌本強ばり、食すれば則ち嘔し、胃脘痛み、腹脹り、善く噫し、後と気とを得れば、則ち快然として衰うるが如く、身体皆重きを病む。是れ脾の生ずる所の病を主る者は、舌本痛み、体動搖すること能わず、食下らず、煩心し、心下急痛し、溏し、瘕泄し、水閉し、黄疸し、臥する能わず、強いて立てば、股膝の内腫厥し、足の大指用いられず。

【解釈】

主要な病証は、舌根のこわばり、食後の嘔吐、上腹部痛、腹部の腫れ、常にげっぷが出て排便か放屁によって楽になる、全身が重く力が入らないなど。このほかには舌根部の痛み、身体をまわしたり揺らしたりできない、小便が不通になる、黄疸が発生する、よく眠れない、無理して立っていると内股が腫れて痛む、厥逆による冷え、足親指が動かない、というものです。

【治療のためのメモ】

1）脾は運化をつかさどる臓器で、食べ物（水穀）を運化します。水穀が多ければ湿が多くなり、結果、精神的には悪夢を生じ、筋肉としては四肢が動かなくなる症状を引き起こします。眠れなくなったり、悪夢を見たりする場合は、一般的には隠白穴をとり灸法を用います。

2）本経は舌根を通過しますから、舌にかかわる病気は本経を考慮してください。

3）脾経は心に注ぎますから、心の病気は脾経から治療できます。煩心（胸苦しさ）なども本経で治療できます。

■ 少陰系統

■ 五　手少陰心経

【原文】

　心手少陰之脈、起于心中、出属心系①、下膈、絡小腸②。

　其支者、従心系上挟咽、繋目系③。其直者、復従心系却上肺、下出腋下、下循臑内後廉、行太陰心主之後④、下肘内、循臂内後廉、抵掌後鋭骨⑤之端、入掌内後廉、循小指之内出其端。

① 心系とは、心臓と五臓を結びつける脈絡のことをいい、主に血管のことです。
② 小腸と心とは、表裏をなします。
③ 目系とは、眼球と脳とをつなぐ各種の血管と神経をいいます。
④ 太陰とは、手の太陰肺経のことです。心主とは、手厥陰心包経のことをいいます。
⑤ 鋭骨とは、小指側の高骨のことです。

【書き下し文】

　心　手の少陰の脈は、心中に起こり、出でて心系に属し、膈を下りて小腸を絡う。其の支なる者は、心系より上りて咽を挟み、目系に繋す。其の直なる者は、復た心系より却りて肺に上り、下りて腋下に出で、下りて臑内の後

廉を循り、太陰心主の後を行り、肘内に下りて、臂内の後廉を循り、掌後の鋭骨の端に抵（あた）り、掌内の後廉に入り、小指の内を循り、其の端に出ず。

【解釈】

　心の経脈は「手少陰経」といい、心と心周辺の大動脈・上下大静脈に属し、下って横隔膜を通って小腸と連絡します。その支脈は、心臓から発して、上って咽喉を挟み、眼球に至って内側から脳の絡脈へとつながります。直行する脈は、心と心系とから分かれて、上って肺に至り、横向きに腋下に出て、上腕の内側後縁に沿って、手太陰肺経と手厥陰心包経の後面（解剖学的内側）に出、下って肘を経て、前腕内側後縁に沿い、小指の後の豆状骨にあたり、掌の内後縁に再び進入して、小指の内側に沿って指先に至り、手太陽小腸経とつながります。

> 【原文】
>
> 　是動則病、嗌乾⑥心痛、渇而欲飲、是為臂厥⑦。是主心所生病者、目黄⑧脇痛、臑臂内後廉痛厥、掌中熱痛⑨。

⑥　嗌乾とは、咽喉の渇きと痛みをいいます。嗌乾のときに心痛をともなうならば心経に問題があり、また肺の不具合をともなえば肺経に問題があるといえます。

⑦　のどが渇いて飲みたいと欲する症状は、この経に問題があるといえます。ではもし、のどが渇いても飲みたい気持ちにならなければ、どの経に問題が出ているのでしょうか？　一般的には、足太陰の問題と考えます⑨）。厥とは、指が冷たくなる症状です。

⑧　目黄とは、白目が黄ばむことです。

⑨　手のひらが熱いのは、心包経の内関穴で治療できます。心と心包は互いに関係しあっています。「臑臂の内後廉痛み」とは、本経の循行部位に生じた疼痛であって、たとえば本経であれば心から肺、肺から腋の下、脇腹へというのが循行部位です。心経に問題が生じていれば、この循行部位に疼痛などの症状が現れます。

9）『景岳全書』巻七・傷寒上・三陽陰証弁に「或口渇不欲飲水、并水漿不入」が、「陽明合太陰之陰証」として出てくる。

【書き下し文】

是れ動けば則ち病むに、嗌乾き心痛み、渇して飲を欲す、是れ臂厥と為す。是れ心の生ずる所の病を主る者は、目黄ばみ脇痛み、臑臂の内後廉痛み厥し、掌中熱痛す。

【解釈】

主な病証は、咽喉の渇きと心痛があり、咽喉が渇いて水分をとりたがりますが、これは「臂厥」です。心より生じる病は、白目が黄ばんで脇の下が痛み、本経の循行部位である二の腕の内側から腋の下に痛みがあり、手指の冷えか手のひらの熱感があります。

【治療のためのメモ】

1）咽喉と横隔膜とは、交通の要所ですから、それをつかさどる本経は、針灸治療上、とても重要であるといってよいでしょう。

2）本経は目と関連しているため、心臓に問題があるときは目を閉じているのを好みます。徹夜は目を損ない、肝血を消耗しやすくなります。

■ 六　手太陽小腸経

【原文】

　小腸手太陽之脈、起于小指之端①、循手外側、上腕、出踝中、直上循臂骨下廉、出肘内側両骨之間②、上循臑外後廉、出肩解、繞肩胛、交肩上、入缺盆③、絡心④、循咽下膈⑤、抵胃属小腸。

　其支者、従缺盆循頸上頰、至目鋭眥⑥、却入耳中。其支者、別頰上䪼⑦抵鼻、至目内眥⑧、斜絡于顴。

①「小指」とは、手の小指で手少陰心経との接点です。

②肘の外側の二つの丸い小さな骨の間を指します[10]。

---

[10]　訳者注：小腸経の当該部分は、『霊枢』では「両筋の間」となっているが、『太素』巻八、『脈経』第六第四、『甲乙経』巻二第一下、『千金』巻十三第一などすべて「両骨之間」に作る。そこで譚先生は「両骨」として記している。

③「欠盆」とは、鎖骨付近のくぼみをいいます。「肩解」とは、肩と腕の両骨の接する
　ところ、すなわち肩関節です。「肩甲」とは「肩胛骨」のことをいいます。
④小腸と心は表裏関係なので、小腸経は心をまといます。
⑤「咽」と「膈」は、交通の要所で、鍼灸においては重要な作用を引き起こすため、
　本経はこの二つの部位を通ります。
⑥「目鋭眥」とは、目じりをいいます。
⑦「顊」とは、目の下の部分で、頬骨の内側と上の歯茎に当たります。
⑧「目内眥」とは、目頭のことです。

【書き下し文】
　小腸 手の太陽の脈は、小指の端に起こり、手の外側を循り、腕に上りて、
踝中に出ず。直ちに上りて臂骨の下廉を循り、肘の内側両骨の間に出ず。上
りて臑外の後廉を循り、肩解に出で、肩胛を繞りて、肩上に交わる。欠盆に
入り、心を絡い、咽を循りて膈を下り、胃に抵りて小腸に属す。
　其の支なる者は、欠盆より頸を循りて頬に上り、目の鋭眥に至り、却りて
耳中に入る。其の支なる者は、頬に別れ顊に上りて鼻に抵り、目の内眥に至
り、斜めに顴を絡う。

【解釈】
　小腸経は「手の太陽経」と呼ばれ、小指の先端から起こり、手の外側に
沿って手首の小指側の高骨を経過し、まっすぐ上って、前臂骨下縁に沿い、
肘頭と上腕骨内側上顆という両骨の間に至って、再び上腕外側後縁に沿って
上り、肩と腕の接する関節に達して、肩胛骨をめぐり、左右ともに肩の上で
交差します。欠盆に入り、体内では小腸と表裏関係にある心とをまとい、咽
喉に沿って下り、横隔膜を通って胃に到達し、再び下って小腸に属します。
その支脈は、欠盆に出て、頸部に沿って頬を上り、目じりに至り、耳部に侵
入します。他の支脈は、頬から分かれて、目の下から鼻に達し、再び目頭に
至って、斜めに顴骨をまといます。

【原文】
　是動則病、嗌痛頷腫⑨、不可以顧⑩、肩似抜、臑似折⑪。是主液所生病
者、耳聾目黄頬腫、頸頷肩臑肘臂外後廉痛⑫。

⑨ 「頷」を中国語では俗に「下巴」といいます。

⑩ 首をまわし振り返ることができないこと。いわゆる寝違えですが、寝違えは本経の病変によって起こりますので、本経で治療できます。

⑪ 本経の循行部位である肩と手に起こる、折られ断ち切られるような痛みをいいます。

⑫ すべて本経の循行部位に生じる痛みです。

【書き下し文】

　是れ動けば則ち病むに、嗌痛み、頷腫れ、以て顧みるべからず、肩抜くるに似、臑折るるに似たり。是れ液の生ずる所の病を主る者は、耳聾し目黄ばみ頬腫れ、頸・頷・肩・臑・肘・臂の外後廉痛む。

【解釈】

　本経の主要な病症は、咽喉の痛み、おとがいの腫れ、寝違え、肩腕の痛みです。さらに聴力の低下、目の黄ばみ、頬の腫れ、頸・頬・肩・肘・前腕後縁の痛みとなります。

【治療のためのメモ】

1）本経の連結臓腑は、心・胃・小腸であり、連結部位は肩・耳・内外眼角、通過点は咽喉と横隔膜ですので、そこで生じた病の治療に使います。

2）本経は、馬王堆で出土した『陰陽十一脈灸経』では「肩脈」に該当します。その名のとおり肩と密接な関連があり、肩胛骨周辺の疼痛などの病症に使えます。肩は、からだ全体の中でも動きの大きな部位なので、問題が発生しやすい箇所です。

3）本経は耳にも到達するので、耳に関連する疾病、たとえば耳鳴り、聴力低下、幻聴などの治療にも使います。

4）本経は目じりと目頭にも到達するので、眼の黄ばみなどの眼病治療にも使います。

■ 七　足太陽膀胱経

【原文】
　膀胱足太陽之脈、起于目内眥、上額交巓①。其支者、従巓至耳上角。其直者、従巓入絡脳②、還出別下項、循肩髆内③、挟脊抵腰中④、入循膂⑤、絡腎属膀胱⑥。
　其支者、従腰中下挟脊、貫臀、入膕中。其支者、従髆内左右、別下貫胛、挟脊内、過髀枢⑦、循髀外、従後廉下合膕中⑧、以下貫踹内、出外踝之後、循京骨⑨、至小指外側⑩。

① 巓、頭頂部の正中点で、百会穴に当たります。
② 本経は脳に連絡し、内部から進入します。
③「項」とは、くびの後面であり、前面を「頸」といいます。「肩髆」は、肩胛部をいいます。
④ 脊椎は督脈の範疇で、脊椎の傍ら各１・５寸から２寸が膀胱経の範疇です。
⑤「膂」とは、脊椎の両側の筋肉であり、脊柱起立筋です。
⑥ 膀胱と腎は互いに関連しあっています。
⑦ 分かれて肩甲部をまとうことをいいます。「髀」は、ふとももものことです。「髀枢」は、股骨上端の関節部のことで、環跳穴に相当します。
⑧「膕中」とは、膝の裏のへこんだ部分です。
⑨ 京骨は、足の小指の外側本節後の突出した半円形の骨です。
⑩ 小指に至って、次の経脈である腎経と連結することを指します。

【書き下し文】
　膀胱 足の太陽の脈は、目の内眥に起こり、額に上りて巓に交わる。其の支なる者は、巓より耳の上角に至る。其の直なる者は、巓より入りて脳を絡い、還りて出でて別れて項に下り、肩髆の内を循り、脊を挟みて腰中に抵る。入りて膂を循り、腎を絡い膀胱に属す。其の支なる者は、腰中より下りて脊を挟み、臀を貫き、膕中に入る。其の支なる者は、髆の内より左右に別れ下りて胛を貫き、脊内を挟み、髀枢を過ぎ、髀の外を循り、後廉より下りて膕中に合す。以て下りて踹内を貫き、外踝の後に出で、京骨を循りて、小指の外側に至る。

【解釈】

　膀胱の経脈は「足太陽経」といい、目頭から起こって上って額を経、頭頂で交会します。支脈の一本は、頭頂から耳上角へ至り、直行する脈は頭頂から内側に入って脳をまとい、再び脳から出て、下って後頂部にゆき、肩髃内側に沿って進み、脊椎の両旁を挟んで腰部まで下り、深層に入り込んで脊椎両傍の筋肉の中を進み、膀胱と表裏にある腎臓に連絡し、膀胱に入ります。ほかの支脈は、肩髃内側から脊椎の両側を挟んで下り、髀枢を過ぎ、大腿部外側の後縁を下り、先に述べた支脈と膝窩（ひかがみ）で出会い、ここからふくらはぎに下り、足外踝の後面に出て、小指本節の丸い骨に沿って小指外側の先端に至り、足の少陰腎経に接続します。

　本経は、内臓では腎と膀胱に関連します。そのほかの部位としては、目・耳・脳・項・肩・背骨・腰・大腿部です。おおまかにいうと、立ったときに背部として見えるところが太陽経です。太陽経は分布する面積が最大の経脈です。

【原文】

　是動則病、衝頭痛⑪、目似脱⑫、項如抜⑬、脊痛、腰似折、髀不可以曲、膕如結⑭、腨 11) 如裂⑮、是為踝厥。

　是主筋所生病者、痔瘧⑯、狂癲疾⑰、頭顖項痛⑱、目黄涙出、鼽衄⑲、項背腰尻膕腨脚皆痛⑳、小指不用㉑。

⑪ 後頭部痛のこと。

⑫「目が脱けるようだ」という症状は、本経が目頭を通るからで、本経の精明穴は眼病の疾病に使います。

⑬「項が抜けるようだ」というのは、緊張して動かなくなるということです。脊椎の疼痛は、腰が折れたように痛み、大腿部が曲がらなくなるのです。

⑭「膕」とは膝の裏のくぼみのことをいいます。「膝裏が結ぼれたようだ」というのは、俗に「膝弯」といい、ひかがみの筋が縛られたようになり、自由な運動ができな

---

11) 訳者注：『霊枢』は「腨」字に作る。譚先生はここは「腨」字に作るほうがよいと考えている。『新刊補注銅人腧穴鍼灸図経』巻二に記す膀胱経は「腨」字に作る。

くなる状態をいいます。

⑮ ふくらはぎが割けたように痛むこと。「踝厥」は病名です。「膝裏が結ぼれたよう」「ふくらはぎが裂けたよう」とは、本経の経気が失調したためで、厥逆が外踝部から上って起こるため、「踝厥」といいます。

⑯ 本経は痔の治療にも使われます。「瘧疾」は、寒熱往来を指し、暫時寒くなったかと思えば今度は熱感に襲われます。

⑰ 精神面の疾病です。

⑱ 頭頂部をいいます。本経で頭頂痛を治療できます。

⑲ この場合の涙が出るのは「迎風流泪」で、風に当たって涙が出ることです。「衄衊」は鼻血です。

⑳ 経脈の循行部位の痛みです。尻は、脊椎の末端に当たり、尾骶骨部の総称です。

㉑ 小指の動きが不活発になるということです。

　本経の主要な病症は、頭頂痛、眼が抜け出るような感覚、頸が抜けるような感覚、大腿部が曲がらない、膝関節が動きにくい、ふくらはぎの疼痛、痔、瘧疾、精神病、脳内の痛みと頸の疼痛、眼の黄ばみ、鼻水鼻血が止まらない、頸・背・腰・尻・膝窩・かかとなど本経の循行部位に生じる痛み、小指が動きにくい、というものです。

【書き下し文】

　是れ動けば則ち病むに、頭に衝きて痛み、目脱するに似、項抜くるが如く、脊痛み、腰折るるに似、髀以て曲ぐるべからず。膕結するが如く、踹裂くるが如し、是れ踝厥と為す。是れ筋の生ずる所の病を主る者は、痔・瘧・狂癲疾す。頭顖項痛み、目黄ばみ涙出で、衄衊し、項・背・腰・尻・膕・踹・脚皆痛み、小指用いず。

【治療のためのメモ】

　１）本経で、頭痛の治療ができます。主に頭頂痛のほか、側頭痛にも応用できます。

　２）本経の経絡で痔の治療ができます。

　３）本経の循行部位の痛みの治療ができます。たとえば、委中穴で背部の疼痛が治療できます。

　４）本経では「迎風流泪」や鼻血の治療ができます。

　５）本経は主に身体の背部に分布し、分布面積が最大の経脈です。

■ 八　足少陰腎経

① ここで足太陽膀胱経の終点と連接しています。
②「邪」とは、音通[12]で「斜め」という意味です。「足心」とは、足の裏のくぼんだところです。
③「然谷」[13]とは、滎穴です。
④ 膀胱と腎とは、表裏関係にあります。
⑤「膈」とは、横隔膜のことをいいますが、鍼灸における役割はとても重要です。病が長引いて腎に及び、しゃっくりが出て止まらない場合がありますが、これは腎気が途絶えたことを意味します。
⑥「舌本」とは、舌根部のことです。
⑦ ここ（胸中）で、次の経脈である手厥陰心包経と連接します。

【書き下し文】

　腎 足の少陰の脈は、小指の下に起こり、邪めに足心に走り、然谷の下に出でて、内踝の後を循り、別れて跟中に入る。以て踹の内に上りて、膕の内廉に出ず。股内の後廉に上り、脊を貫きて、腎に属し、膀胱を絡う。

　其の直なる者は、腎従り上りて肝膈を貫き、肺中に入りて、喉嚨を循り、舌本を挟む。其の支なる者は、肺従り出でて心を絡い、胸中に注ぐ。

【解釈】

　腎の経脈は「足少陰」と呼ばれ、足の小指の下から起こり、斜めに足心へ

---

12) いずれも現代語では xie（二声）に読む。
13)『太素』巻八では「出于然谷之下」を「出于然骨之下」に作る。『甲乙経』は、明・藍格抄本では「然骨」に作るが、医統正脈本・正統本では「然谷」に作る。

至り、内踝の前の大骨の下の然谷穴の下面に出ます。内踝後方に沿い、分かれて片方はかかとに至り、ここから上へ向かってふくらはぎの内側に出、膝窩の内側に出て、さらに上に向かって大腿の内側に出、脊椎を貫いて、腎に属し、表裏関係にある膀胱に連絡します。直行する脈は、腎から上へ上り、横隔膜を通過し、肺に入り、咽喉に沿うように挟んで上り、舌の両脇の脈に到って、舌根で終わります。支脈の一本は、肺から下へ向かい、心に連接し、胸中に到って、手の厥陰心主脈と連接します。

　本経の連絡する臓腑は腎、膀胱、肝、肺、心です。そのほか連絡する部位としては、足、大腿、脊椎、咽喉になります。このうち重要な箇所は咽と横隔膜です。

【原文】

　是動則病、飢不欲食[8]、面如漆柴[9]、欬唾則有血、喝喝而喘[10]、坐而欲起、目䀮䀮如無所見[11]、心如懸、若飢状[12]、気不足則善恐、心惕惕如人将捕之、是為骨厥[13]。

　是主腎所生病者、口熱舌[14]、咽腫上気、嗌乾及痛[15]、煩心心痛[16]、黄疸、腸澼、脊股内後廉痛、痿厥嗜臥、足下熱而痛[17]。

　為此諸病、盛則寫之、虚則補之、熱則疾之、寒則留之、陷下則灸之、不盛不虚、以経取之。灸則強食生肉、緩帯被髮、大杖重履而歩[18]。盛者、寸口大再倍于人迎、虚者、寸口反小于人迎也。

⑧　飲食と消化に関する病気は、胃経・脾経・腎経です[14]。
⑨　皮膚が黒っぽくなること。額から頭部が黒くなるのは足の陽明胃経に問題が生じ

---

14)　当該箇所について、『類経』巻十四は「腎雖陰蔵、元陽所居、水中有火、為脾胃之母。陰動則陽衰、陽衰則脾困、故病雖餓而不欲食＝腎は陰蔵ではあっても、元陽の場所でもあるので、水中に火があるという状態で、脾胃の母でもある。陰が動けば陽は衰え、陽が衰えると脾にも影響するので、飢えても食欲がないという状態になる」という。『太素』巻八に楊上善は「少陰脈病、陰気有余、不能消食、故飢不能食也＝少陰脈の病は、陰気が有余であれば消化できなくなるので、飢えても食べられなくなる」という。

た場合で、下あごのあたりが黒くなれば足の少陰腎経の問題です。顔色が灰色がかっているのは、足の少陽胆経に問題が生じています。

⑩ 本経は肺にも連絡しますので、この症状があり、本経を考慮する必要があります。吸気は肝経と腎経（こちらがメイン）、呼気は心経と肺経（こちらがメイン）を考慮します。

⑪ 「肓」¹⁵⁾は、「こう」と読み、中国語では huāng（一声）です。視界がぼんやりとすることで、精気の不足によって生じます。

⑫ 心理的な感覚として、心が不安定で孤独を感じ、不安になります。それは本経が脊椎に入り、脳に入り、心をまとうためですから、本経で精神症状も治療できます。

⑬ 腎は骨をつかさどるので、本経の経気に失調があれば、上逆してこの症状が現れます。

⑭ 口が乾くのは津液の欠乏で、熱気が脈中に侵入したからです。

⑮ 本経は咽喉を通過します。咽喉の痛みは、一般的には少商穴からの瀉血によって治療するのではないかと思いますが、慢性の炎症や、扁桃腺炎の場合や、長期にわたって何度も発作が起こるような場合には、足少陰経への治療を考慮してもよいでしょう。

⑯ 本経は心に連接しますから、心痛の治療もできます。

⑰ 痿厥とは、冷えです。「痿」とは肌肉が萎縮して力が入らないこと、嗜臥とは眠りたがること。

⑱ 「灸則強食生肉、緩帯披髪、大杖重履而歩」という 16 文字ですが、腎経以外には類文がみられないのは、どういうことなのかはっきりしていません¹⁶⁾。

【書き下し文】

是れ動けば則ち病むに、飢うるも食を欲せず、面漆柴の如く、欬唾すれば則ち血有り、喝喝として喘ぎ、坐して起きんと欲すれば目䀮䀮として見る所無きが如く、心懸るが如く、飢えたる状の若く、気足らざれば則ち善く恐れ、心惕惕として人の将に之を捕らえんとするが如きなり。是れ骨厥と為す。

是れ腎の生ずる所の病を主る者は、口熱し舌乾き、咽腫れて上気し、嗌乾き及び痛み、煩心心痛し、黄疸し、腸澼し、脊股内の後廉痛み、痿厥して臥すことを嗜み、足下熱して痛む。

---

15)「䀮」は、『広韻』下平声・唐韻に小韻「荒」（反切・呼光切）の字としてあり、意義は「目不明」である。また切は、莫郎切。『玉篇』目部も反切、意義ともに同様である。

此の諸病を為すは、盛んなるは則ち之を寫し、虚すれば則ち之を補い、熱あれば則ち之を疾やかにし、寒なれば則ち之を留め、陥下するは則ち之に灸す。不盛不虚なるは経を以て之を取る。灸すれば則ち強いて生肉を食らわしめ、帯を緩うし髪を披き、大杖重履もて歩ましむ。盛んなる者は、寸口大なること人迎に再倍し、虚なる者は、寸口反りて人迎より小なり。

【解釈】

　本経の主要な病証は、飢えはしますが食欲がない、顔色は暗く、唾に血が混じり、ぜいぜいと声を出してあえぎ、横たわることができず、目はぼんやりとしてよく見えず、精神的に不安で気がかりな状態であり、飢餓感があり、経脈が空虚となれば、不安に襲われやすく、精神的にびくびくとして誰かが捕まえにくるかのように感じます。これを「骨厥」といいます。口中に熱感

---

16) この16字であるが、『甲乙経』巻二・十二経脈絡脈支別第一では「足下熱而痛」に続けて記している。諸本とも衍字として削除はしていないが、問題となってきた部分でもあり、馬玄台は「余経不言此法、而唯腎経詳言者、以腎経属水、為身之本、而病人多犯其戒、故独言之詳＝ほかの経脈ではこうした方法に触れず、腎経のみ詳細にいうのは、腎が水に属し、身体の本（として重要）であるが、病人がこの戒めを破ることが多いため、特記したのである」といい、『類経』巻十四で張介賓は「諸経不言此法、而惟腎経言之者、以真陰所在、精為元気之根也」という。注釈を充実させているのは楊上善『太素』であり、「療腎之病亦五法」として「強食生食」「緩帯」「被髪」「大杖」「重履」について、以下のようにいう。「自火以降、並食熟肉、生肉令人熱中、人多不欲食之。腎有虚風冷病、故強令人食豕肉、温腎補虚、脚腰軽健、人有患脚風気、食生肉豬肉得愈者衆、故灸腎病、須食助之、一也」「帯若急則腎気不適、故須緩帯、令腰腎通暢、火気宣行、二也」「足太陽脈、従項下腰至脚、今灸腎病、須開頂被髪、陽気上通、火気宣流、三也」「足太陽脈、循於肩髆、下絡於腎、今療腎病、可策大杖而行、牽引肩髆、火気通流、四也」「燃磁石療腎気、重履引腰脚、故為履重者、可用磁石分著履中、上弛其帯令重、履之而行、以為軽者、可漸加之令重、用助火気、若得病愈、宜漸去之、此為古之療腎要法、五也」であるから、大意としては「腎に虚して冷えが入った場合には、豚肉を食べさせ腎を暖め虚を補う。帯を緩めて腰と腎とを通じさせる。足の太陽脈の循行に従い、結った髪を解いて陽気を上に通じさせ、大きい杖をついて肩と腎とを伸ばし、火気を通流させる。磁石を履物の重りとし、徐々に重くして火気を助け、治ってきたら徐々に取り去る」などの積極的な操作（リラックスさせ磁力療法を兼ねた筋トレをさせ、B群ビタミンと豊富なタンパク質を補う）と考えている。『類経』は「生肉、厚味也。味厚所以補精。緩帯披髪、大杖重履而歩、節労也、安静所以養気」といい、いわば「スタミナと安静」のためにこれらの処置が必要なのだといい、解釈に開きがある。

があって舌が乾き、咽喉が腫れ、気が上逆し（しゃっくりとなり）、咽喉が乾燥して痛み、胸苦しく心痛があり、黄疸、下痢、脊柱と大腿の内側が痛み、下肢が萎えて厥冷があり、横になりたがり、足心に熱感があって痛みます。

　これらの病証については、治療時に、気が盛んであれば瀉法を採用し、気が虚していれば補法を用い、熱があれば速刺法を用い、寒があれば鍼をとどめ、陰気が虚していて陥下であれば灸法を採用し、不盛不虚であれば本経によってバランスを取るという治療を用います。灸をすえた後には、生肉を食べさせ、帯を緩め髪を解き、大きな杖と重いはきものとで歩かせます。経脈の気が盛んというのは、寸口の脈が人迎のそれより二倍大きいことで、気が虚しているというのは、逆に寸口の脈が人迎のそれより小さいことをいいます。

【治療のためのメモ】

　１）腎経と膀胱経は、人体中でも重要です。人が直立して歩く場合、運動の力点はかかとから起こり、ふくらはぎは全身の重量を支えます。この二本分の部位に当たるので、腎経と膀胱経が重要になるのです。

　２）本経は消化器官の治療にも使えます。唾に血が混じる、ぜいぜいとあえぐ、咽喉が腫れる、扁桃腺炎、慢性の咽喉炎、心痛などの治療にも使えます。

　３）本経の通過する部位の痛みの治療には、この経を用いることができます。

■ 厥陰系統

■ 九　手厥陰心包経

【原文】
　心主手厥陰心包絡之脈、起于胸中、出属心包絡[①]、下膈、歴絡三焦[②]。其支者、循胸出脇、下腋三寸、上抵腋、下循臑内、行太陰少陰之間[③]、入肘中、下臂、行両筋之間、入掌中、循中指、出其端[④]。其支者、別掌中、循小指次指出其端[⑤]。

①「心包絡」とは、心包膜周辺の血管などの組織をいいます。
② 三焦と心包とは、表裏関係にあります。「歴絡」とは、順に連絡していくことをいいます。「三焦」とは、「上焦」「中焦」「下焦」です。
③ 腋下三寸の部位に到達してから、再び腋下に至り、上腕内側に沿って、手の太陰肺経と手の少陰心経の間を循行するということです[17]。
④「両筋」とは、手のひらを上に向け、手首を屈曲して前腕に表れた2条の筋腱（橈側手根屈筋と長掌筋）をいいます。
⑤「小指次指」とは、小指の次の指、つまり薬指のことをいいます。

【書き下し文】
　心主 手の厥陰心包絡の脈は、胸中に起こり、出でて心包絡に属し、膈を下り、三焦を歴絡す。其の支なる者は、胸を循り脇に出で、腋を下ること三寸、上りて腋に抵り、下りて臑内を循りて、太陰少陰の間を行り、肘中に入り、臂を下りて、両筋の間を行き、掌中に入り、中指を循りて、其の端に出ず。其の支なる者は、掌中に別れ、小指の次指を循りて其の端に出ず。

---

17) 上肢における陰陽の分布は、古典的な分布と日本の近代における分布、WHO標準化にともなって近年決められた分布とがあり、それぞれ異なる。WHO標準では、上腕二頭筋外側が太陰、上腕二頭筋溝が厥陰、上腕二頭筋内側が少陰となり、上腕三頭筋外側が陽明、上腕三頭筋内側が太陽、中央が少陽と決められた。

【解釈】

心包の経脈は、手の厥陰心包経と呼ばれ、胸中より起こり、心包絡に属し、下って横隔膜を貫き、臓腑の外衛である上中下の三焦と順に連続していきます。支脈の一本は胸から外側に向かい側胸部に出て、腋の下を三寸下り、上行して腋の下に至り、上腕の内側(の柔らかいところ)に沿って、手の太陰肺経と手の少陰心経の中間に行き、肘の中に出て、前腕を下り、手首の二本の筋を通って、中指に沿って指の端まで至ります。もう一本の支脈は、掌の中で分かれ、無名指に沿って指の端まで至り、手の少陽三焦の脈と連接します。

【原文】

是動則病、手心熱⑥、臂肘攣急、腋腫、甚則胸脇支満、心中憺憺大動⑦、面赤、目黄、喜笑不休⑧。是主脈所生病者、煩心心痛⑨、掌中熱。

⑥「手心の熱」が正常でない場合は、心包経の問題です。

⑦「胸脇支満」とは、胸部から側胸部にかけて内圧がいっぱいで胸苦しいという症状です。「憺」とは、震撼することをいい、「心中憺憺大動」とは、心臓が激しく鼓動して動悸が安定しないことをいいます。

⑧ 中医では「心は喜を主り、心は神明を主る」といいます。「喜笑不休」はやはり心包経の問題です。

⑨ 心包経は主に実質的には心臓を指すので、心臓病を治療できるほか、通過している上腕・前腕の痛みは、心臓に問題があるとみなすことができます。

【書き下し文】

是れ動けば則ち手心熱し、臂肘攣急し、腋腫れ、甚だしければ則ち胸脇支満し、心中憺憺として大いに動き、面赤く目黄ばみ、喜く笑いて休まざるを病む。是れ脈の生ずる所の病を主る者なり。煩心し、心痛し掌中熱す。

【解釈】

本経の主要な病証は、手のひらがほてる、上腕の筋肉の痙攣、腋下の腫れ、病状が重篤であれば胸中と腋下の腫満、精神的な動揺と不安、顔が赤く目が黄色く、些細なことで笑いが止まらなくなるというものです。心煩、心痛、手のひら中央の熱感の場合もあります。

【治療のためのメモ】
1）手の厥陰心包経と手の少陰心経の二つですが、前者は実質的に心臓、後者は精神症状を指します。
2）本経は、多汗の治療にも用いることができます。その理由は二つ考えられます。一つは、心主が汗をつかさどるため、緊張すれば汗が出やすくなるからです。もう一つの理由は、厥陰は枢紐[18]の役割を果たしており、汗が出るのは、開合の失調の結果だからです。

■ 十　手少陽三焦経

【原文】
　三焦手少陽之脈、起于小指次指之端[1]、上出両指之間[2]、循手表腕、出臂外両骨之間、上貫肘[3]、循臑外上肩、而交出足少陽之後、入缺盆、布膻中[4]、散絡心包、下膈、循属三焦[5]。
　其支者、従膻中上出缺盆、上項、繋耳後、直上出耳上角、以屈下頬至䪼[6]。其支者、従耳後入耳中、出走耳前、過客主人前、交頬、至目鋭眥[7]。

① 手の厥陰心包経とここで連接します。
②「両指之間」とは、小指と薬指の間をいいます。
③「貫」とは、内側から外へと通過することです。
④「膻中」とは、胸の正中の部位[19]です。
⑤ 三焦経と心包経とは、互いに表裏をなします。
⑥「屈」とは、屈折し、取り囲む意味です。「䪼」とは、人体部位の名称で、眼の下の骨の縁をいいます。解剖学的にいうと、上顎骨と頬骨からなる眼窩の下縁とい

18）「枢紐」とはかなめ、要所の意味で、現代語では「枢紐機場（ハブ空港）」のように使う。『霊枢』根結や『素問』陰陽離合論篇に、「太陰為開、厥陰為闔、少陰為枢。」とある。『太素』巻十・経脈根結には「関」「闔」「枢」に作る。
19）音は「たん」、「胆」と同音である。『説文解字』肉部に「膻、肉膻也」とあり「上半身を脱いで肌を見せる」こと、「膻中」とは、その場合に中心にくる部位である。

うことになります。

⑦ 三焦経の循行が耳の周囲と耳とを通過するため、本経と耳とは、密接な関連があります。「客主人」とは、上関穴をいいます[20]。本経の循行は、終点が目じりで、ここで次の経脈と連接します。

【書き下し文】

三焦 手の少陽の脈は、小指の次指の端に起こり、上りて両指の間に出で、手表の腕を循り、臂外の両骨の間に出ず、上りて肘を貫き、臑の外を循り肩に上りて、足の少陽の後に交わり出ず。缺盆に入り、膻中に布き、散じて心包を絡い、膈を下り、循りて三焦に属す。其の支なる者は、膻中より上りて缺盆に出で、項に上り、耳後に繋して直に上り、耳の上角に出で、以て屈して頰に下り頤に至る。其の支なる者は、耳後より耳中に入り、出でて耳前に走り、客主人の前を過ぎ、頰に交わりて、目鋭眥に至る。

【解釈】

三焦の経脈は手の少陽経と称し、薬指の先端より起こり、上行して小指と薬指の間を通り、手の甲に沿って手首に至り、前腕外側の両骨の中間に出て、上って肘を貫き、上腕外側に沿って肩を経、足の少陽胆経の後方に交わり、缺盆に入り、膻中穴に行き、心包を連絡して、下って横隔膜を貫き、順に上中下焦に属します。支脈の一本は、膻中から上り、缺盆に出て、再び上って項を経、耳に連なります。直行して上り、耳上角に出て、再び曲がり下って頰に至り、さらに眼窩の下縁に当たります。ほかの支脈は、耳後から耳に侵入し、耳の前に出て、客主人を経過し、前に向かい頰で交わり、外眼角へ到達して足の少陽胆経と連接します。

本経の連絡する臓腑は、心包と三焦です。そのほかの部位としては、胸、上腕が連絡しています。咽は通らず、横隔膜は通過します。

---

20) 日本では「客主人」と呼び習わしていたが、WHO 経穴標準化の際に「上関」という呼び方に決められた。

【原文】

　是動則病、耳聾渾渾焞焞[8]、嗌腫喉痺[9]。是主気所生病者、汗出、目鋭眥痛、頬痛、耳後肩臑肘臂外皆痛、小指次指不用[10]。

⑧「渾渾焞焞」とは、聴覚がぼんやりとしてはっきり聞こえないことをいいます。

⑨「嗌腫喉痺」とは、咽喉が腫れて痛むことです。

⑩ これらはすべて経脈の循行部位に生ずる痛みです。「不用」とは、動かそうとしても動かすことができず、力が入らず、運動障害が起きていることです。

【書き下し文】

　是れ動けば則ち耳聾して渾渾焞焞り、嗌腫れ喉痺するを病む。是れ気の生ずる所の病を主る者なり。汗出で、目の眥痛み頬痛み、耳後肩臑肘臂の外皆痛み、小指の次指用いられず。

【解釈】

　この経脈の主要な病証としては、耳聾、耳中で大きな音が響いてはっきり聞こえない、咽喉の腫れ、喉痺、発汗する、まなじりの痛み、口頬の痛み、耳の後ろから肩、上腕、肘、前腕外側にかけてのラインに生じる痛み、薬指がうまく動かないことです。

【治療のためのメモ】

　本経は耳の前後を通過しますから、耳の病気、耳聾、聞こえにくい、耳鳴りなどを治療できます。

■ 十一　足少陽胆経

【原文】

　胆足少陽之脈、起于目鋭眥、上抵頭角、下耳後[1]、循頸行手少陽之前、至肩上、却交出手少陽之後、入缺盆[2]。其支者、従耳後、入耳中、出走耳前、至目鋭眥後。其支者、別鋭眥、下大迎、合于手少陽、抵于䪼、下加頬車[3]、下頸、合缺盆。以下胸中、貫膈絡肝属胆、循脇裏、出気街、繞毛際、横入髀厭中[4]。

其直者、従缺盆、下腋、循胸、過季脇⑤、下合髀厭中、以下循髀陽⑥、出膝外廉、下外輔骨之前、直下抵絶骨之端⑦、下出外踝之前、循足跗上⑧、入小指次指之間。其支者、別跗上、入大指之間、循大指岐骨内、出其端、還貫爪甲、出三毛⑨。

① 本経は耳を、出たり入り込んだりして数度通過しますので、耳と密接な関係があるということを覚えておきたいものです。
② 手の少陽は、手少陽三焦経を指します。缺盆は、首の両側のくぼみをいいます。
③ 下って頬車を通過するという意味です。
④ 本経は横隔膜を通過し、肝をまとい胆に属します。二者は表裏関係にあります。「毛際」とは、恥骨の陰毛の際のことをいいます。「髀厭」とは、「髀枢」のことです。
⑤ 季脇を通過し、胸の外側、両腋の下を通過します。
⑥ 「髀陽」とは、人体部位で、大腿外側です。「髀」は股部のことで、「陽」は外側を意味します。
⑦ 「絶骨」とは、懸鐘穴のことをいいます。
⑧ 「足跗」とは、足の甲のことをいいます。

⑨ 足の親指の毛の生えた部位のことで、肝経とここで連接します。

【書き下し文】

　胆　足の少陽の脈は、目の鋭眥に起こり、上りて頭角に抵り、耳後に下り頸を循りて手の少陽の前に行き、肩上に至りて、却りて交わりて手の少陽の後に出でて、缺盆に入る。其の支なる者は、耳後より、耳中に入り、出でて耳前に走りて目の鋭眥の後に至る。

　其の支なる者は、鋭眥に別れて、大迎に下り、手の少陽に合して頰に抵り、下りて頬車に加わり、頸に下りて、缺盆に合す。以て胸中に下り、膈を貫き肝を絡い胆に属して、脇裏を循り、気街に出でて、毛際を繞りて、横に髀厭の中に入る。

　其の直なる者は、缺盆より腋に下りて、胷を循り、季脇に過ぎり、下りて髀厭の中に合す。以て下りて髀陽を循り、膝の外廉に出でて、外輔骨の前に下る。直ちに下りて絶骨の端に抵り、下りて外踝の前に出でて足跗の上を循りて小指と次指の間に入る。その支なる者は、足跗上に別れて、大指の間に入り、大指岐骨の内を循りて、其の端に出で、還りて爪甲を貫き、三毛に出ず。

【解釈】

　胆の経脈は、「足少陽経」と呼ばれ、まなじりから起こって、上って額角
に当たり、曲がって耳の後ろに下り、頸部の手の少陽経の前面に出て、さら
に下って肩に至り、また交差して手の少陽経の後面に至り、鎖骨上窩に進入
します。支脈の一本は、耳の後ろから分かれて、耳の中に入り、再び耳の前
に出て、まなじりの後方に進みます。もう一本の支脈は、まなじりから分か
れて、下って大迎穴の付近に至り、手の少陽経と出合って眼窩下部に至
り、頬車穴上面を通過して、再び下り、頸部を経て、缺盆に入る経脈と合し
て、その後に下って胸部を経て、横隔膜を貫き、肝と胆とに連絡します。再
び脇腹に沿って、下って気街に出、陰毛周囲をめぐって、横に股関節の辺り
へと入ります。直行する経脈は、缺盆から脇腹へと下り、胸に沿って季肋に
出、再び下って先ほどの支脈と股関節で合します。ここから再び下って、股
の外側に沿い、膝の外側に至り、真っ直ぐ外踝に下り、外踝の前面で足背に
入り、足背のカーブに沿って足の第四指の先端に終わります。ほかの支脈は、
足背の上で分かれ、大指に向かって循り、大指に生じた毛に到って、足厥陰
肝経と連接します。

【原文】

　是動則病、口苦、善太息、心脇痛、不能転側、甚則面微有塵⑩、体無
膏沢、足外反熱、是為陽厥。是主骨所生病者、頭痛⑪、頷痛、目鋭眥痛、
缺盆中腫痛、腋下腫、馬刀侠癭⑫、汗出振寒、瘧⑬、胸脇肋髀膝外至脛絶
骨外踝前及諸節皆痛⑭、小指次指不用。

⑩「面微有塵」とは、顔色が暗く、ほこりを洗い落とさなかったかのようであること
　をいいます。
⑪　少陽経で側頭痛の治療ができます。
⑫「馬刀侠癭」とは、腋窩リンパ節の腫脹のことです。
⑬「瘧」には、暫時寒くなったかと思うと今度は熱くなる、寒熱往来の症状がありま
　す。
⑭　これらはすべて、本経の循行経路上の痛みです。

【書き下し文】

　是れ動けば則ち病むに、口苦く、善く太息し、心脇痛みて、不能転側すること能はず、甚しければ則ち面に微かな塵有りて、体に膏沢無く、足の外反して熱す、是れ陽厥と為す。

　是れ骨の生ずる所の病を主る者は、頭痛み頷痛み、目鋭眥痛み、缺盆中腫痛む。腋下腫、馬刀侠瘿、汗出でて振寒し、瘧す、胷脇肋髀膝外、脛絶骨外踝の前に至るまで、及び諸節皆痛み、小指の次指用いられず。

【解釈】

　本経の主要な病証は、口が苦く、よくため息をつき、胸脇が痛んで寝返りできず、顔が汚れて洗っていないように見え、全身の皮膚が潤いを失い、足の外側が発熱します。頭痛、下顎痛、まなじりの痛み、缺盆の腫痛、腋の痛み、出汗、振寒、瘧、胸・脇腹・肋骨・膝の外側から脛骨に至るまで、外踝の上のへこみと外踝前面、以上の部位の痛みと、足の第4指が動かなくなることです。

【治療のためのメモ】

1 ）本経の連絡する臓腑は、肝と胆。そのほかの連絡部位は、眼・頭・耳、足、大腿です。

2 ）本経は少陽経の偏頭痛、頸椎痛などを治療するのに用いることができます。

■ 十二　肝足厥陰之脈

① 「大指叢毛の際」とは、足の指節関節上の毛のことをいいます。足の内側は足太陰脾経に属し、外側は足厥陰肝経に属します。

② 足の太陰脾経と厥陰肝経には、交差する部分があります。踝上8寸以下外から内へ、順に肝経、脾経、腎経で、踝上8寸では、脾経、肝経、腎経が配置されています。

③ 本経は陰毛や下腹部を通過するため、生殖機能関係の病気は、まず本経脈を考慮します。

④ 「頏顙」とは、上顎と鼻とに通じる部分です。本経は目を通過しているため、目系に連係します。

⑤ 本経の支脈は唇内をめぐります。現代人に口内炎が多いのは、すべて本経脈に出現した問題と考えます。

⑥ 本経の終点は、肺へと注ぎ、手の太陰肺経へと連接します。

【書き下し文】

　肝 足の厥陰の脈は、大指の叢毛の際に起こり、上りて足跗の上廉を循りて、内踝を去ること一寸、踝八寸に上り、交わりて太陰の後に出で、膕の内廉に上り、股陰を循り、毛中に入りて、陰器を過ぎる。小腹に抵りて、胃を挟み肝に属し胆を絡い、上りて膈を貫き、脇肋に布き、喉嚨の後を循り、上りて頏顙に入り、目系に連なり、上りて額に出で、督脈と巓に会す。

　其の支なる者は、目系より、頰裏に下り、唇内を環る。其の支なる者は、復た肝より別れて、膈を貫き、上りて肺に注ぐ。

【解釈】

肝の経脈は足の厥陰経といい、足の大指の爪角横紋の叢毛から出て、足背上縁なりに上り、内踝の前一寸に至り、再び踝上八寸に至り、そこで足の太陰脾経と交わり、太陰経の後方にめぐり、膝窩内側に沿って上り、再び股内側に沿って陰毛の中に入り、交差して陰器を通り、下腹部に至って、さらに上って、胃を挟んで上り、肝胆と連続します。再び上って横隔膜を貫き、脇腋に分布し、喉嚨の後方に沿って、口鼻と相交わるところへ進み、眼睛の根部に至り、再び上って額を通って督脈と頭頂部で会合します。支脈の一本は、目から下って口中へ至り、ぐるりと唇を環ります。ほかの一本は、肝臓から分かれて、横隔膜を貫き、肺の中へと上ります。

> **【原文】**
> 　是動則病、腰痛不可以俛仰⑦、丈夫癀疝、婦人少腹腫⑧、甚則嗌乾⑨、面塵脱色⑩。是主肝所生病者、胸満嘔逆⑪、飧泄、狐疝遺溺閉癃⑫。

⑦「腰痛不可以俯仰」とは、腰が前屈後屈できないことを意味します。
⑧ 本経は腹部、陰部、陰器を循行しますので、問題が生じれば男性であれば疝気、女性であれば少腹部の腫れなどの症状が現れます。
⑨ 喉が乾燥してざらざらすることです。
⑩「脱色」とは、光沢がなくなることをいいます。
⑪「胸満」とは、胸部中央の脹満のことをいいます。嘔逆は、本経が胃を挟んで上行しますので、胃に影響を及ぼす病となることをいいます。
⑫「狐疝」とは、日中には排尿ができるのですが、夜間に尿を出すことができないことをいいます。「遺溺」とは、尿失禁をいいます。「閉癃」とは尿が出ないことを指します。これら三種はすべて、排尿にかかわる病です。

【書き下し文】
　是れ動けば則ち病むに、腰痛みて以て俛仰すべからず、丈夫は体疝し、婦人は少腹腫れ、甚しきときは嗌乾き、面塵つき脱色するを病む。是れ肝の生ずる所の病を主る者は、胸満し嘔逆し飧泄し、狐疝し遺溺し閉癃す。
【解釈】
　主要な病症としては、腰が痛くて前後に動かせない、男性では陰嚢の腫大

である瘄疝の病、女性であれば下腹部の腫脹となります。ひどい咽喉の乾燥があり、顔には埃がついたようになって光沢がなくなります。胸部の脹満、嘔吐、呃、下痢などの諸症状があり、遺溺や尿閉なども現れます。

【治療のためのメモ】

1）現代人は、肝胆に問題がある場合が比較的多いように思います。原因は仕事のストレスの増加で、生活リズムが速くなり、徹夜続きになるなどです。ストレスで感情を抑圧するか火気が強まると、肝胆の問題が発展しやすいことがあります。

2）肝胆経と男女の生殖系統は、密接な関連があるといえます。

【望診からの判断】

1）足の大指が外側に向かって傾斜して生じる外反母趾なども、本経の実証で、背景に足太陰の虚証があることから、治療できます。

2）足背に静脈が浮いているような場合。

3）そのほかの判断方法としては、本経の走行ルート上をさぐり、「是動則病」をみつけます。

【養生のヒント】

1）心を楽しく保ち、ストレスから解放される方法を学びましょう。

2）ときに休みを入れて、徹夜が続かないようにしましょう。

3）気分まかせではなく、規則正しい生活をしましょう。

付録二 古典鍼灸のためのカルテ

■ 古典鍼灸のためのカルテ

正面

個人情報	氏名		性別		年齢	
	職業		業務形態		電話	
	住所				E-mail	

主訴	

病歴	

自覚症状		他覚症状	

経脈別診断	望診	問診	切診
手太陰			
手陽明			
足陽明			
足太陰			
手少陰			
手太陽			
足太陽			
足少陰			
手厥陰			
手少陽			
足少陽			
足厥陰			

経絡摘要

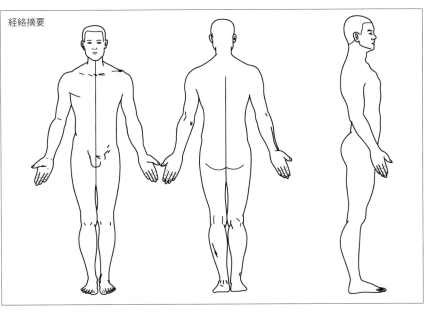

背面

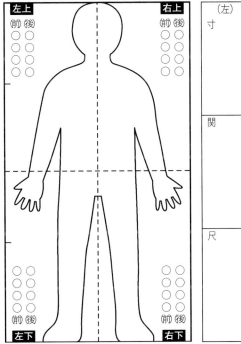

	（左）	（右）
寸		
関		
尺		

治療前の状態：

A・B・C・D

級

目標とする状態：

A・B・C・D

級

治療後の状態：

A・B・C・D

級

診断：	
治療方針：	

日常生活への注意	衣	
	食	
	住	
	行動	

結果と反省	
患者サイン	治療者サイン

※譚先生オリジナルのカルテとの主な違いは以下のとおり。「経脈別診断」部分には、「望問切」に並んで「先天」「後天」の項目があるが、本書にその詳細が記されていないことから、両項目を削除した。「自覚症状」「他覚症状」の項目を加えた。オリジナルの16点法人体図は○が16個であるが、実際の効果を記録するため、○を治療前・治療後の2列にし、32の○を記した。

著者あとがき

　さまざまな縁の糸が撚り合わされ、本書は出版されました。ささやかではありますが、私の人生の一区切りとなります。ここまでの道のりは決して楽なものではありませんでしたし、その出版を迎えて、話したいことは尽きず、感謝したい方々もたくさんいます。

　そこで、なぜこのような本を書くに至ったか、最後に少ししたためておきたいと思います。

　私は鍼灸の恩恵を受けています。さらには中国伝統文化の恩恵も受けています。しかし、ほかの人をみてみると、鍼灸の勉強も、さらには伝統文化の勉強も、いずれも困難な状況にあります。実に多くの人が、祖先の文化的遺産について学びたいと望みつつも、むしろ後退してしまっているのが現状です。そのため、「どうすれば鍼灸や伝統文化を学ぶ早道にたどり着けるのか」ということが、長く私の頭を悩ませてきた課題でした。

　「道」が、あらゆるものの依ってたつ基本にあるなら、鍼灸という一つの技術を会得できたなら、伝統文化全体の精髄を知ることもでき、さらにはほかの伝統文化の内容についても通じることができるのではないか？　これが私のもう一つの課題でした。

　本書は、まさにその二つの課題を一挙に解決しようと企図したものです。

　中国には「水を飲むならその水源を思え」という言葉があります。そこで本書の思考回路の源について触れておきたいと思います。

　日々の生活で出会うさまざまなことや人々があって、この本がある。いうならば、本書には私の生活のすべてが反映されているのです。この言い方が最も正しいのですが、それでは私の感激を表すことはできないとともに、後世の人の学習の門戸を開くことにもなりません。そこでもう少し言葉を費やすことにしました。

　本書の内容は、基本的に『黄帝内経霊枢』の思想を受け継いでいます。その上に馬雲涛先生の影響を受けています。また指導教官である黄龍祥先生（彼は真の学者であり、真実人の模範となる方です）に衷心より感謝しています。私は大変幸運なことに、こうした素晴らしい先生方と出会うことができました。

　隠すには及ばないので記すと、もともと私の血液の中には、先祖より十代続く中医の思惟と自信とが脈々と流れており、これが私を前進させ続ける原動力となっています。

　さらに、新しい鍼灸療法の創始者の先生方との出会いもありました。たとえば鍼刀医学の創始者である朱漢章先生、浮鍼の発明者である符仲華先生との出会いは、私に鍼灸の本質について深く考えさせられる機会となり、最近では、（これも本当の話ですが）あらゆることは患者の方々に教えていただいているのです。

　本書は、三年の年月をかけて出版に至りました。最終的に出版することができたことは、任超さん、宋軍花さん、張科さんに感謝しなければなりません。まさに彼らに認められて、無事に出版することができたのです。書中の漫画※と美しいデザインは孫睿さんが担当し、精緻な図と写真とは段正軍さんとモデルの李金来さんの合作といえます。方々にここに衷心より感謝を申し上げる次第です。

　また、成功した男性には女性の導きがあるもので、私も家内の導きに感謝しています。まさに彼女の度量の大きさと「無為の治（作為的には何もしていないがうまくいく）」とによって、私は十分に自由に、天馬が空を行くがごとく、思考の火花をほとばしらせることができたのです。

　書くことは尽きず、言葉も意を尽くせていませんが、今このときの感激は、下手に一つあげても、ほかのすべてを拾い損ねてしまうような性格のものでしょう。これまで私を助けてくださった多くの方々に衷心より感謝を申し上げ、その幸福をお祈りいたします。最後に、すべての読者のさらなる幸福と知恵の向上をお祈りいたします。

譚源生

※）書中の漫画は本書では割愛しています。

訳者あとがき

　本書は、2014 年に発刊された譚源生先生の『縁術入道—開啓古典鍼灸之門』（人民衛生出版社）の日本語版である。譚先生が WFAS（世界鍼灸学会連合）の仕事をするかたわら、鍼灸治療院をいとなみ、さらに古典に基づく鍼灸を教える私塾を開きながらの数年間で記されたものである。ちなみに日本語版を出版するに当たり『譚先生の古典鍼灸入門』とより親しみやすいタイトルにした。

　第一章「譚先生の自己紹介」に記してあるため詳述は避けるが、十代続く中医師の家系に生まれ、伝統医学に深い造詣をお持ちであるとともに、中国伝統文化にも通じておられ、その悠揚せまらぬお人柄には多くのファンがいた。そのお一人で、免疫研究を専門とする西洋医が、先生の奥様である。

　訳者としては、文中に現れた譚先生のその魅力的な人となり、古典に対する造詣の深さを幾ばくなりとも残そうと考えた。鍼灸古典以外の古典のさりげない引用を可能な限り注釈として残したのもその表現の一部である。

　原書と本訳書の違いは幾つかある。原書は、五つの附録を収録する。すなわち、「附録一・鍼灸の定義について（原題、以下同じ・鍼灸定義探索）」「附録二・十二経絡詳説（原題同じ）」「附録三・古典鍼灸による簡単なカルテの書き方（古典鍼灸簡単病案書写示範）」「附録四・古典鍼灸のためのカルテ（『黄帝内経』古典鍼灸診治単）」「附録五・古典鍼灸を学ぶための手引き（自学『黄帝内経』指引—按図索驥）」である。

　このうち、本書は「附録二」と「附録四」のみを取り上げ、文中では「附録一」「附録二」とした。この二つが本文の古典鍼灸に不可欠な内容を持っていたからであり、それ以外は小品であり本文を読むことをもって替えることができると考えたからである。同時に、『鍼灸ジャーナル』（緑書房刊）2009 年 7 月号（No.9）から 2010 年 9 月号（No.16）に「譚先生の古典鍼灸入門」として連載された内容と重複することもあり、譚先生の古典鍼灸に欠かせない内容だったためでもある。

翻訳に当たっては、日本と中国の違いを考慮した部分がある。たとえば中国でいう「鍼灸医生」は、日本でいう鍼灸師のみならず、医師の面を持つ。その日本とは異なる面を考慮している。また、鍼灸の技法に関する用語は、適宜日本で使用されている用語に変えた。「運針」は、日本では裁縫の針の運び方をいうが、中国では鍼治療の手技・技法のことを指すため、そのように訳したということがある。

　さて、本書は、『鍼灸ジャーナル』連載当時から、訳者のもとに、日本の鍼灸師の方々から、いわゆる中医鍼灸に属さない譚先生の方法がご自分の治療と似ていて親近感がもてるという感想を多く頂戴していた。日本語版には三種類の推薦文が存在するが、そのすべての方々に譚先生の古典鍼灸への賛同を頂いており、一冊の本として多くの共感を得られることは、間違いのないことと確信する。

　最後に、辛抱強く本書を作り上げていただいた静風社の方々に、衷心より御礼申し上げる。

2021 年 3 月末日
浦山きか

■著者略歴

譚 源生（たん げんせい）

1981年湖南省出身。先祖代々中医師の家の十代目。中国の伝統文化と伝統医学に造詣が深い。2002年に湖南中医薬大学針灸学系を卒業し、2006年に中国中医科学院の碩士（日本の修士）課程を卒業。2006年から2014年まで世界鍼灸学会連合会（WAFS）副秘書長兼学術部主任を務めた。中国中医科学院で、特診医師として治療に当たっている。

■訳者略歴

浦山きか（うらやま きか）

2000年、博士（文学、東北大学）。2007年、『漢文で読む『霊枢』（アルテミシア、2006年)により第21回間中賞受賞。平成25年度科研費(研究公開費・学術図書・205010)により『中国医書の文献学的研究』（汲古書院）刊行。現在、東北大学史料館・協力研究員、森ノ宮医療大学・鍼灸科客員教授、赤門鍼灸柔整専門学校・非常勤講師ほか。

■訳者略歴

鈴木達也（すずき　たつや）

1994年、信州大学繊維学部卒業。2002年、天津中医学院(現 天津中医薬大学)中医系卒業。2007年、赤門鍼灸柔整専門学校卒業。2007年、仙台市内にて有朋堂針灸治療院を開院し現在に至る。
資格：中医師(中国中医類別執業医師)、はり・きゅう・あんま・指圧・マッサージ師。

譚先生の古典鍼灸入門

2021年12月20日　第１刷発行

著　　者	譚 源生	
訳　　者	浦山きか	
	鈴木達也	
発 行 者	岡村静夫	
発 行 所	株式会社静風社	

〒101-0061　東京都千代田区神田三崎町２丁目20-7-904
TEL 03-6261-2661　FAX 03-6261-2660
http://www.seifusha.co.jp

本文・デザイン　有限会社オカムラ

カバーデザイン　岡村恵美子

印刷／製本　モリモト印刷株式会社